Satyam S. Kathrein

GYMNATION®

Gymnastik und Meditation

Satyam S. Kathrein

GYMNATION®

Gymnastik & Meditation

Die sanfte Fitness

Allegria

Allgeria ist ein Verlag der Ullstein Buchverlage GmbH
Herausgeber: Michael Görden

ISBN-13: 978-3-7934-2063-7
ISBN-10: 3-7934-2063-9

Photos Seite 35 bis 50: Barbara Hartmann, München
Photos Seite 54 bis 56 aus Bildarchiv fotolia
Photos Seite 54: Küste – ©Joe Gough, Fluss – ©Daniel Gustavsson
Photos Seite 55: Berg – ©Natalja Sinjushina, Baum – ©Elena Thewis
Photos Seite 56: Wüste – ©Criber, Sonne – ©foto fritz
Zeichnungen: Dorota Konieczka
Umschlaggestaltung: FranklDesign, München
Titelabbildung: Shivananda Ackermann
Gesetzt aus der Baskerville
Satz: Keller & Keller GbR
Druck und Bindearbeiten: Clausen & Bosse, Leck
Printed in Germany

Inhalt

Einführung

Wenn die Sonne lacht und die Vögel zwitschern, am Vormittag der Bauernmarkt in der Stadt zum Spazieren einlädt, man gerne zur Erfrischung in einen See springt oder einfach das Fenster öffnet, sich kurz streckt, die köstliche frische Luft einatmet und anschließend zu den Frühstücksradiotönen ein paar Glieder bewegt – es tut gut, einfach nur gut.

Das ist GYMNATION – eine kleine feine Abfolge von Bewegungen und kurzer Auszeit zur Entspannung und Ruhe. Eintauchen in ein erfrischendes Verweilen, eine Stärkung der Sinne, der Spannkraft und der mentalen Entschlüsse.

Mit Leichtigkeit und ohne jedes Hintergrundwissen erfahren Sie die wunderbare Wirkung von GYMNATION. Alter oder Gewichtsklasse spielen keine Rolle – in der Einfachheit liegt für alle die Kraft.

Verblüffende Rückmeldungen von Anwendern des GYMNATION berichten von Dingen, die sie sich vorgenommen haben und die plötzlich gelingen. Sei es die Reduzierung von Körpergewicht oder die Verminderung von Stress, größere Elastizität in der Bewegung, mehr Präsenz im Berufsleben. Auch im weiten Feld der Liebe berichten sie von positiven Veränderungen – es ist der Erfolg dieses exquisiten Wohlfühlprogramms. Es lädt Sie ein, die Wirkungen der GYMNATION-

Übungen und -Meditation auf die Bereiche Körper, Psyche, Berufung kennen zu lernen.

Die Effektivität von innovativen Trainingsmethoden hat uns der Fußballnationaltrainer Jürgen Klinsmann gerade »fast-weltmeisterlich» vorgestellt. Es führte zum Gewinnen des 3. Platzes – die »Weltmeister der Herzen«, verbunden in Freundschaft, vollbrachten im Turnier das Unglaubliche, stehen für Erfolg auf ganzer Linie. Eine solche Effizienz leuchtet jedem Bürger ein, schließlich möchte man sich jugendlich und frei fühlen.

Sanfte Fitness heißt das Zauberwort, bei dem sich Sport und Wellness treffen. Neueste wissenschaftliche Erkenntnisse und uralte fernöstliche Weisheiten werden hier verbunden, in einer Symbiose ganz außerordentlicher Qualität.

In den Augen fortschrittlicher Heilpraktiker und Ärzte gilt die sanfte Fitness als das, was der Körper braucht, um sich bestmöglich zu bewegen. Die täglichen Bewegungsroutinen, die wir als kleine Einheiten wie nebenbei einlegen, sind annähernd genügend. Mit dem Rad zum Einkaufen, der kleine Spaziergang zum Entspannen in der Mittagspause, nach dem Aufstehen mit einer kleinen Tanzeinlage in den Tag starten oder aber die hier vorgestellten GYMNATION-Übungen.

Aber bitte nicht überbelasten! Die Krankenstudien sind voll von übermotivierten Ausgleichssportlern, die mit kaputten Knien, defekter Bandscheibe, gerissenen Bändern oder einem Hüftleiden dem Gesundheitssystem zur Last fallen.

Mit GYMNATION funktioniert das Immun- und Kreislaufsystem auf Gesundheit erhaltende Weise, die Schmierung der Gelenke findet statt, der benötigte Muskelaufbau ist garantiert.

Die drei Prinzipien der sanften Fitness

Bewegen in spielerischer Leichtigkeit

Vitale authentische Entscheidungskraft

Gesundes Faulenzen

Eine gesunde Lebensführung vereinigt genau diese drei Prinzipien der sanften Fitness.

Damit kann der Mensch ruhig allen Alltagsproblemen erfolgreich begegnen. Jederzeit liefern die Batterien bei Bedarf eine kleine Extraportion an Energie, die gerade gebraucht wird. Man agiert mit großer Gelassenheit und Freude – ein solcher Funken wird überall gerne angenommen. Entspannungsphasen sind dabei das Öl im Getriebe des Tagwerks.

Wie entstand GYMNATION?

Manchmal passieren einem tatsächlich Eingebungen. Vielleicht ungewollt, doch trotzdem klar und eindeutig.

So geschah es eines Tages während meiner Entspannungsphase der Meditation. Ich nahm folgenden Gedanken wahr: »Sorge für ein mehr an Lebensqualität der Menschen mit Übungen!«.

Danach folgten klare Beschreibungen der 9 Stationen von GYMNATION. Schreibzeug lag in der Nähe, so notierte ich mir alle Fakten. Diese Art von Intuition kennt man auch als »innere Stimme«. Ich war zwar aufgeregt, versuchte aber sogleich, mich in diese Übungen hineinzuversetzen. »Das fühlt sich toll an«, dachte ich mir.

Voller Überschwang machte ich mich auf den Weg zu einem Freund, wollte sofort testen, ob das bei anderen ebenso ankam ... Zu meiner Überraschung hatte er anschließend die gleichen guten Gefühle wie ich. Das überzeugte mich.

Einige Tage später wurde GYMNATION konkreter, was jede einzelne Station betraf. »Zufällig« traf ich dann nach einer Woche meinen Bekannten, den Musiker Hans-Jürgen Buchner, *Haindling*. Als ob im Plan vorgesehen, zeichnete er sich alsbald als Komponist für die Heilklänge von GYMNATION aus.

Meine Mitarbeiter und ich testeten die neue Methode in den vergangenen zwei Jahren in unserem Gesundheitszentrum, in den Seminaren und vor allem in den wichtigsten Fitnesscentern der Stadt. Begeistert nahmen Menschen dieses Kleinod des Gesundheitswesens auf und erzählten anderen: »Es tut einfach so gut.«

Momentan laufen mit GYMNATION Versuchsreihen in Kindergärten und Schulen für ein ausgeglichenes psychosoziales und freundschaftlicheres Miteinander. Das, was bis heute an Ergebnissen vorliegt, lässt hoffen.

In einem weiteren Zweig unseres Institutes, dem Coaching für Firmen und Führungskräfte, verzeichnen wir gerade, dank GYMNATION, positive Veränderungen.

Wie Sie mit diesem Buch arbeiten können

Sie müssen nichts von Chakren wissen, Sie müssen auch nicht versuchen zu verstehen, was Ihnen anfänglich fremd vorkommt. Es ist nicht wichtig, ob Sie jemals meditiert haben, und es ist auch nicht Voraussetzung, erst zu meditieren und dann die Übungen zu machen. Es geht nicht darum, es zuerst intellektuell zu verstehen, um später durch Übungen die Aussagen zu überprüfen oder zu bestätigen.

Machen Sie einfach die Übungen.

Später werden Sie Erklärungen über das Warum und Wozu erhalten. Diese Erklärungen werden für Sie verständlicher sein, wenn Sie die Wirkungen von GYMNATION selbst erlebt haben.

Wie funktioniert GYMNATION?

Ganz einfach, mit Spaß an der Freude, etwas für sich zu tun!

Die dem Buch beigefügte CD in den CD-Player legen, bequeme Kleidung anziehen, ein Sitzkissen oder einen Hocker bereitstellen und los geht's. Mit meiner Stimme begleite ich Sie Schritt für Schritt durch die 9 Stationen.

Zusätzlich können Sie das Buch aufschlagen, den Bildern und dem Text der Gymnastik folgen. Erfahren Sie GYMNATION, indem Sie es tun, begreifen Sie es mit Ihrer körperlichen Wahrnehmung. Das ist die erste Ebene der Erfahrung.

Selbstverständlich sind auch die Hintergründe von GYMNATION oder die Wirksamkeit auf verschiedenen Ebenen des Systems Mensch interessant. Aber das ist die zweite, intellektuelle Ebene.

Fühlen Sie sich einfach wohl in Ihrem GYMNATION-Programm und wenn dann das Bedürfnis steigt, Ihr Wohlbefinden zu erweitern und andere Aspekte kennen zu lernen, lesen Sie bitte weiter.

Für diejenigen, die vorab etwas hinter die Kulissen blicken wollen, hier einige Details:

Das Programm der 9 Stationen für die Fitness von Körper und Seele, ein ganzheitliches Training, ist eingängig, steigert Ihre körperliche Leistungsfähigkeit und Bewusstheit. Ein durch und durch mit lockerer Bewegung getriggerter Körper entlässt Sie in eine optimal gesunde Grundhaltung, die lediglich bei Bedarf mit einem kurzfristigen Sondertraining auf besondere Anstrengungen vorbereitet wird.

Die acht Gymnastikübungen mobilisieren Ihren Energiekreislauf. Lange blockierte positive Energien fangen an, im Chakren-System zu fließen. Bereits nach kurzer Zeit stellt sich eine Welle der Lebendigkeit ein. Man spürt förmlich die Energie in Bewegung. Der Körper streckt wohlig die Gliedmaßen, erfährt eine Leichtigkeit, ein Lächeln erscheint im Gesicht.

Chakren – die Energieverteiler

Die Gymnastikübungen aktivieren und harmonisieren das Chakren-System. Die Chakren sind Ihre feinstofflichen Energiezentren. Der Name kommt aus dem Sanskrit und steht für Kreis oder Rad.

In der Tat handelt es sich um kleine, in ganz unterschiedlichen Frequenzen schwingende Energiewirbel, durch die Sie Energie entweder aufnehmen oder abgeben. Die Chakren dienen Ihnen als Verteilerstellen der Energie für die Körper-, Geist- und Seelenebene. Die sieben Chakren sitzen zwischen Schei-

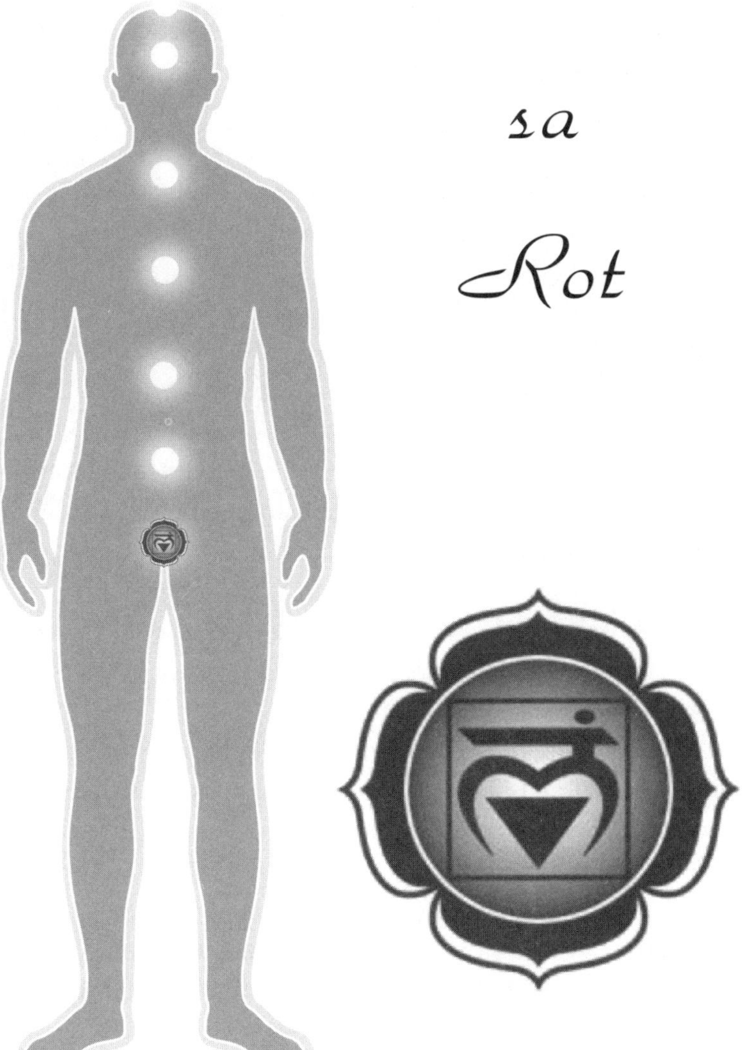

Sitz des 1. Chakras mit Symbol, Farbe und Ton

tel und Damm in einer gedachten geraden Linie entlang der Wirbelsäule in den Sie umgebenden feinstofflichen Körper.

Bei GYMNATION wird jedem Chakra eine Übung zugeordnet, die aus folgenden Teilen besteht:

Gymnastik
Summen
Farbvisualisierung

Gymnastik

Es handelt sich um einfache, dem Qi Gong ähnliche Übungen. Bei der Ausführung gilt es, ohne Anstrengung und Mühe die Bewegungen geschehen zu lassen.

Die GYMNATION-Gymnastikübungen sorgen für mehr Vitalität und Spannkraft. Spielerisch wird der Körper gelockert, gedehnt und gestreckt.

Im ausgewogenen Yin und Yang der Übungen wirkt das Zusammenspiel mit Energie, Farbe und Summen auf die Chakren und die spezifischen Chakra-Themen. Dies hat eine regenerierende Wirkung auf das Immunsystem. Bis in die letzte Zelle werden die Selbstheilungskräfte aktiv.

Die Atmung reguliert sich dabei von allein; je nach Übung kommt es zu einer tiefen und manchmal auch lauten Atmung, wenn die Stimmbänder den Chakra-Ton erzeugen.

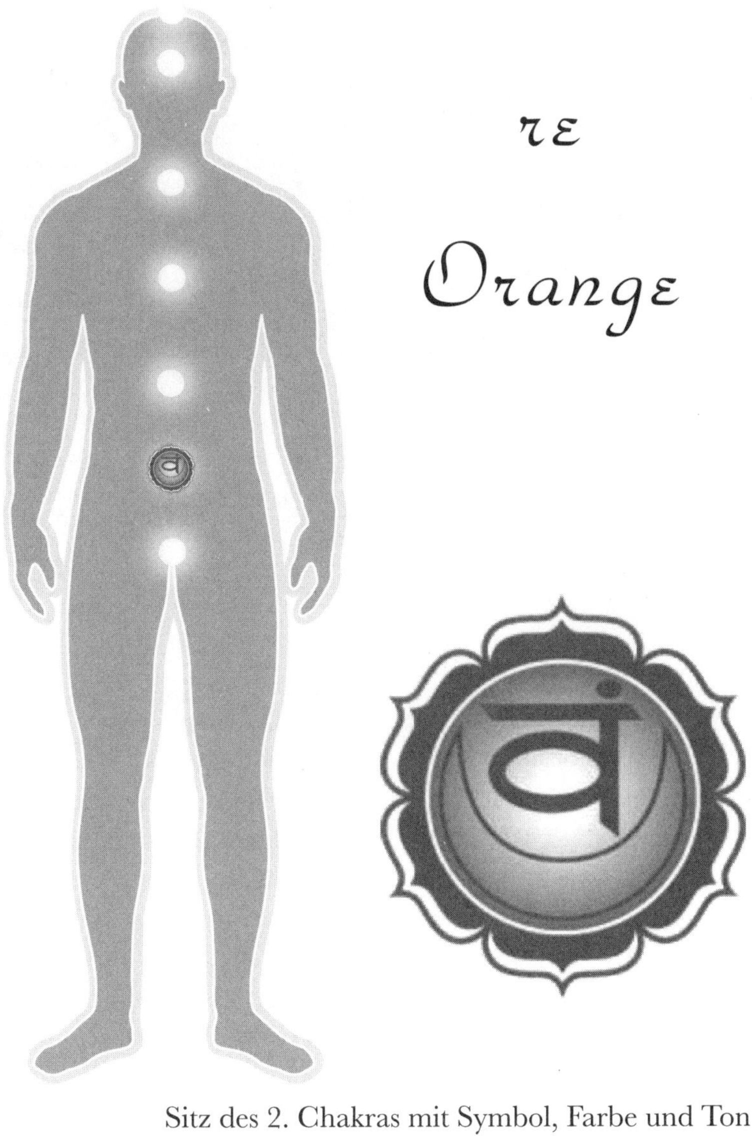

Sitz des 2. Chakras mit Symbol, Farbe und Ton

Summen – Klang

Alles Leben ist Klang, hörbar gewordene Schwingung.

In vielen alten Büchern Indiens und Tibets, aber auch im Griechenland zur Zeit des Pythagoras, wurde die Kraft des Klangs, einen Organismus zu stärken und zu heilen, betont und ausführlich geschrieben. Weise und Mystiker aller Jahrhunderte haben dies in ihrer Heilarbeit eingesetzt.

Die sieben Chakra-Töne heißen in der östlichen Musik:

sa
re
ga
ma
pa
dha
ni

Jede Melodie für Gesang und Tanz, alle Musik wird aus diesen sieben Grundtönen geschaffen. Töne transportieren Energie nach innen und außen. Bei den Übungen versorgt das Summen der speziellen Töne Ihre Chakren mit mehr Energie. Jedes Ihrer Chakren resoniert mit einem speziellen dieser vorgenannten Töne; alle sieben Töne zusammen ergeben eine Melodie der vollkommenen Harmonie.

Die Töne sind auf der beiliegenden CD vorgegeben und können durch das Mitsummen während der Übungen genutzt werden. Die Chakren werden harmonisiert, die Resonanz ist auf allen Ebenen spürbar.

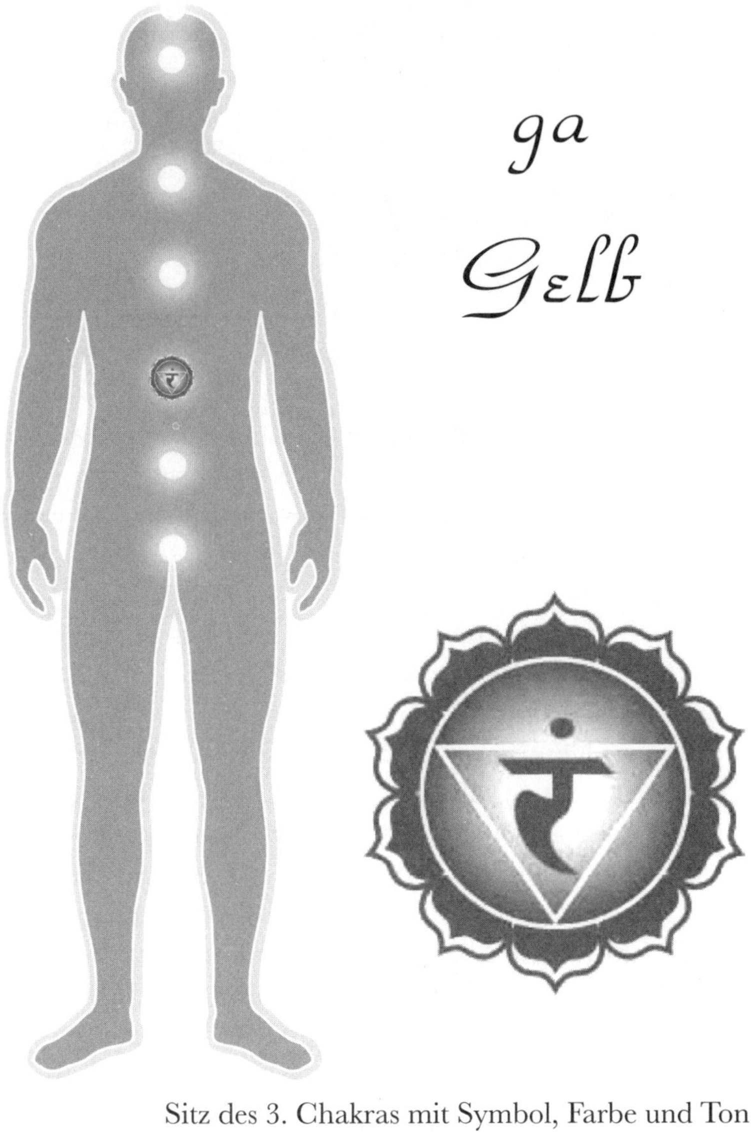

Sitz des 3. Chakras mit Symbol, Farbe und Ton

Farbvisualisierung – die Chakra-Farben

Den sieben Chakren sind jeweils Farben zugeordnet:

Rot
Orange
Gelb
Rosa
Blau
Violett
Lichtweiß/Kristallklar

Jede Farbe hat dabei ihre eigene Qualität. Die energetischen Impulse der Farbvisualisierung sind in der Lage, Ihrem Gesamtsystem zur Harmonie zurückzuverhelfen und für einen ausgeglichenen Energiehaushalt zu sorgen.

Die Chakren-Farben sind wie ein Regenbogen, dem Mensch entsprechend. Wenn die Farbschwingungen in harmonischem Einklang stehen, ist der Mensch gesund.

Bei den 8 Übungen von GYMNATION werden mit Hilfe der Vorstellungskraft alle Farben aktiviert. Die Farbenergien erhöhen die Schwingungsfrequenz der Chakren und wirken kräftigend bzw. ausgleichend auf Körper, Geist und Seele.

Visualisieren Sie die jeweilige Chakra-Farbe von oben nach unten in Ihrem ganzen Körper sowie in Ihrer Aura. Die Aura dehnt sich normalerweise bis zu einem Meter von Ihrem physischen Körper aus.

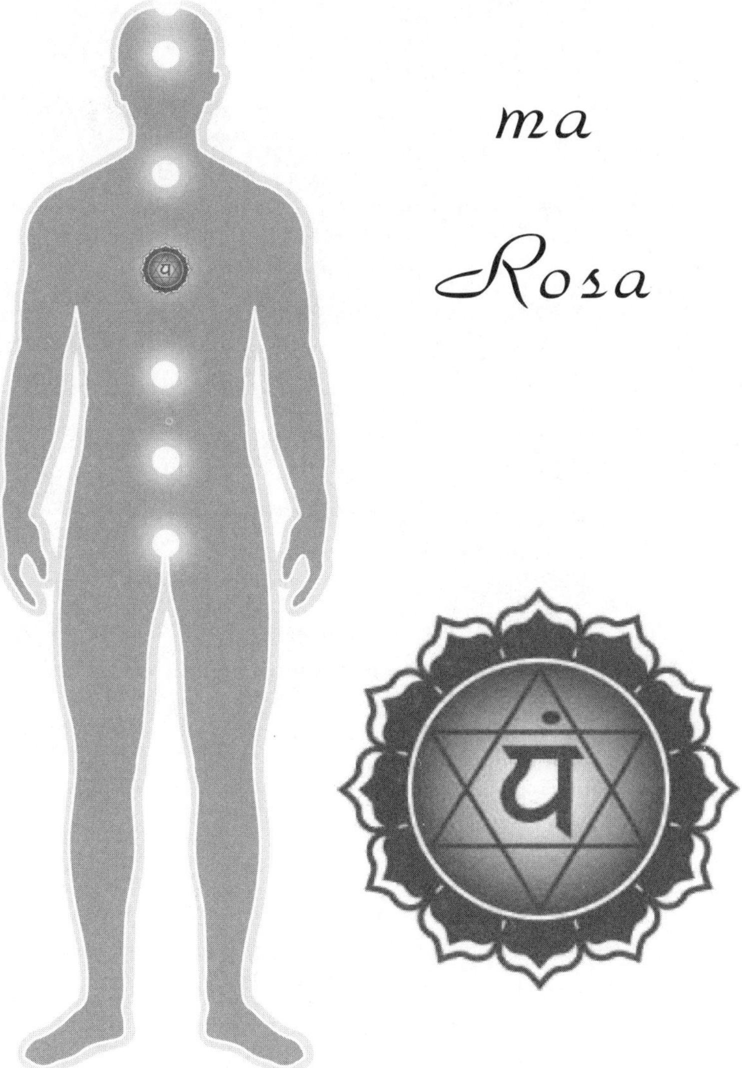

Sitz des 4. Chakras mit Symbol, Farbe und Ton

Die Macht der Farben

Aus der Farbtherapie ist bekannt, dass *Rot* stimuliert, anregt sowie die Lebenskraft, die für den körperlichen Antrieb der Energie steht, fördert.

Orange unterstützt die Kreativität, verfeinert Sinnlichkeit und Lebensfreude, arbeitsunlustige Menschen bekommen Kraft und Begeisterung für ihre Arbeit.

Gelb hilft, Zugang zur inneren Kraft zu bekommen, uns in der Welt zu behaupten, es steigert den Selbstwert.

Rosa heilt alte Verletzungen des Herzens, mehr Liebe für uns selbst und andere wird spürbar.

Blau wirkt kühlend und entspannend, macht Mut, nach außen zu unserer eigenen Wahrheit zu stehen, fördert die Kommunikation.

Violett dient der Entspannung und Meditation, Eingebungen, Inspirationen können leichter in das Bewusstsein einfließen.

Lichtweiß/Kristallklar enthält das gesamte Farbspektrum. Klares Bewusstsein lässt uns mit der kosmischen Harmonie in Einklang kommen.

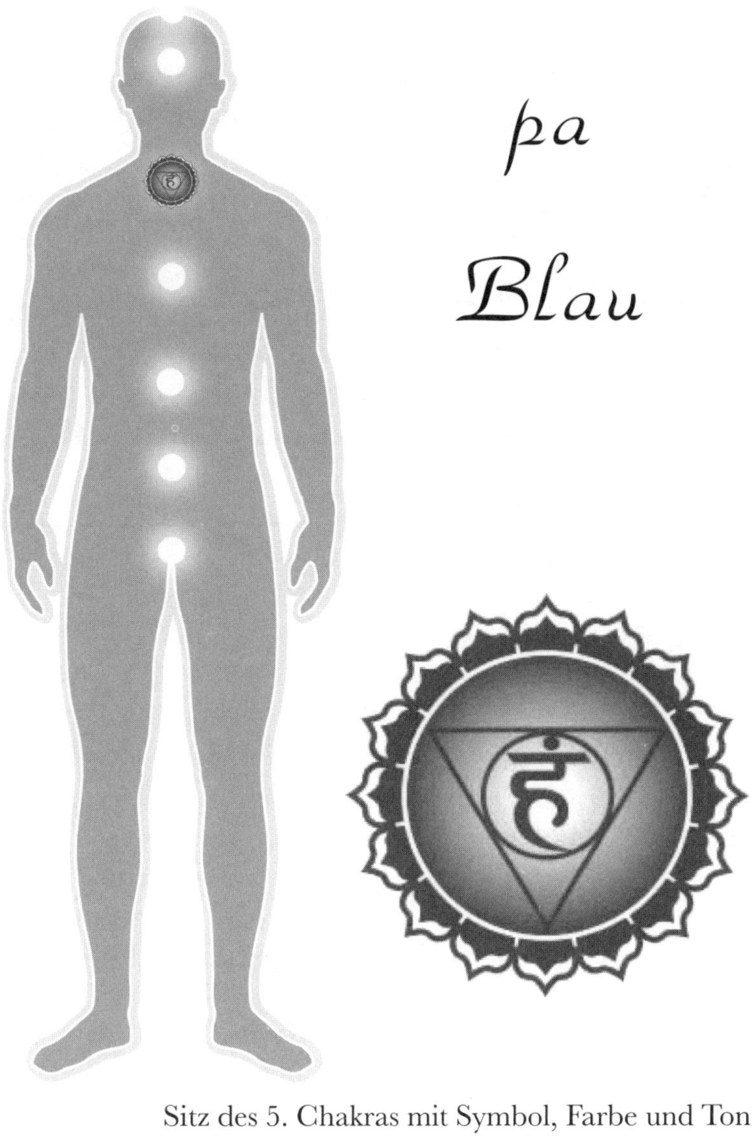

Sitz des 5. Chakras mit Symbol, Farbe und Ton

Was ist das TAO?

Das TAO, ein Hochgenuss des fließenden Seins. Der idealste Zustand, den der Mensch erreicht, wenn er den Weg der Mitte wählt. Man könnte es den kampflosen Lebenskampf nennen, die anstrengungslose Anstrengung.

Der Mensch, von allen Hamsterrädern und Prägungen befreit, keinem Abenteuer ausweichend. Der Mut hat für die Erforschung des Neuen, den täglichen Sprung ins Unbekannte, und der nie Erster sein muss. Eine ausgewogene Lebensführung ohne falsche Moral ist ihm genauso wichtig wie die Gewissheit, jeden Augenblick der Wahrheit, gemäß dem Fluss des Lebens, zu folgen. Er ist still, wenn es keines Wortes bedarf, und handelt machtvoll.

Bereits Lao Tse, einer der bedeutendsten Weisen der Menschheitsgeschichte aus dem fernen Reich China, vermittelt beispielgebend, in meisterhafter Weise, diesen ausgewogenen Weg. Festgehalten in wenigen Versen, spiegelt sein Traktat »Tao Te King« das, was, wie er sagt, eigentlich nicht weitergereicht werden kann – die Wahrheit der Realität unseres Daseins. Nur Annäherungen können stattfinden, die letzten Hürden in eine gesunde Präsenz hat jeder alleine zu überwinden. Nicht der neurotische Kraftverschleiß zählt, sondern das Gleichmaß aller Dinge und Handlungen. Das Weibliche und das Männliche, wie im Symbol des Yin–Yang-Zeichens, umschmiegen sich, finden in der Ergänzung zur höchsten Kraft und Freude.

Genau dem entspricht GYMNATION – Gymnastik & Meditation.

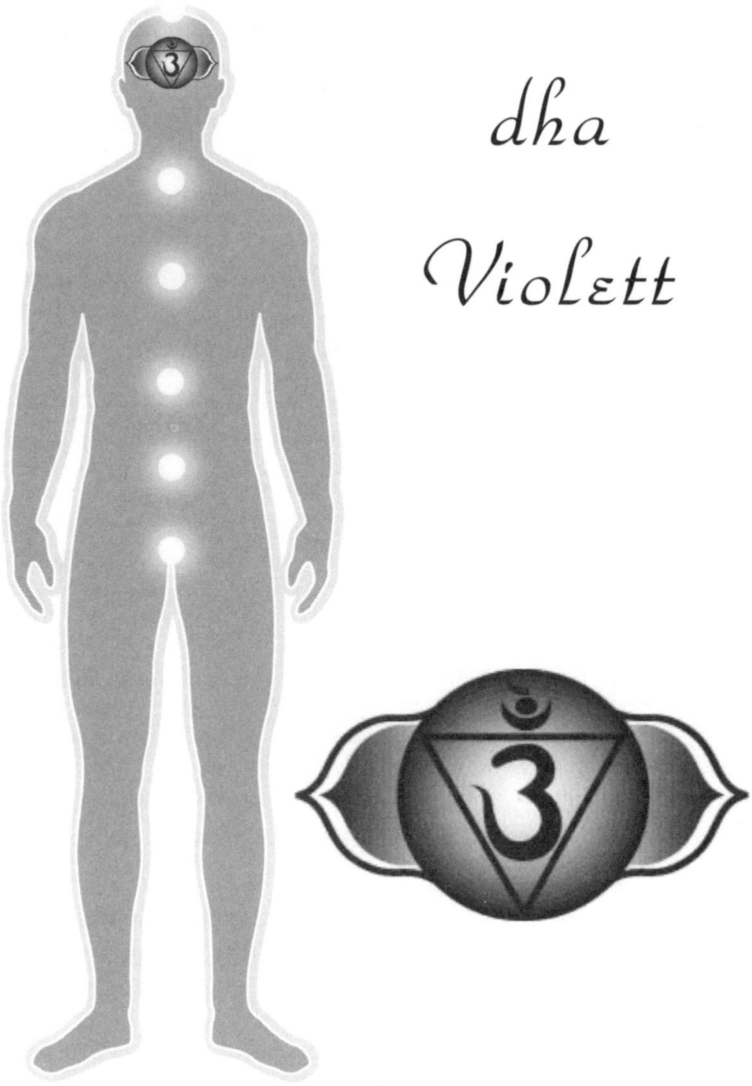

Sitz des 6. Chakras mit Symbol, Farbe und Ton

Gesundheit heißt, die Mitte zu wählen

Das Tao ist immer ein wenig relativ, für jeden individuell und schwankt manchmal auf der Skala von der Ideallinie etwas mehr nach links und dann wieder etwas mehr nach rechts. Wie ein Pendel bewegt sich der Mensch in seinem Befinden und Handlungen in einem individuellen Abstand zur Mitte. Eines ist gewiss: das Tao tendiert immer zur Mitte und holt den Menschen dahin zurück. Das Tao stellt ein so genanntes Band der Gesundheit dar.

Neueste Erkenntnisse zeigen, dass das Handeln aus der Mitte, auf allen Gebieten menschlichen Tuns, nicht nur mit größeren Erfolgen einhergeht, sondern auch den Einklang im persönlichen als auch kollektiven Bereich fördert.

Nicht das Extreme oder Exzesse bringen für den Körper optimale Gesundheit, wie beispielsweise in der Ernährung. Die individuell abgestimmte Mischung ist die bekömmliche Mitte. Sie erzielt die größten gesundheitlichen Effekte. Nährend ist nicht das tägliche rituelle Vollstopfen, sondern das kontinuierliche Aufnehmen qualitativ guter oder hochwertiger Nahrung.

Ebenso ist bekannt, dass ein gesunder Tagesablauf nur fünf Stunden Arbeit bedarf, aber nicht täglicher maximaler Leistung bis an die Erschöpfungsgrenze, um es sich und anderen zu beweisen. Die kollektiven Leitbilder der Antreiber »Höher«, »Schneller« und »Mehr«, winken mit gesellschaftlicher Anerkennung für das Ausbrennen oder die Überarbeitung. Leider sind wir auf diesem Gebiet noch nicht so in der Mitte angelangt.

Was die Bewegung angeht, gibt es Fitnessgurus, die das «Davonlaufen oder Davontrainieren« vor der Mitte als Erfolg

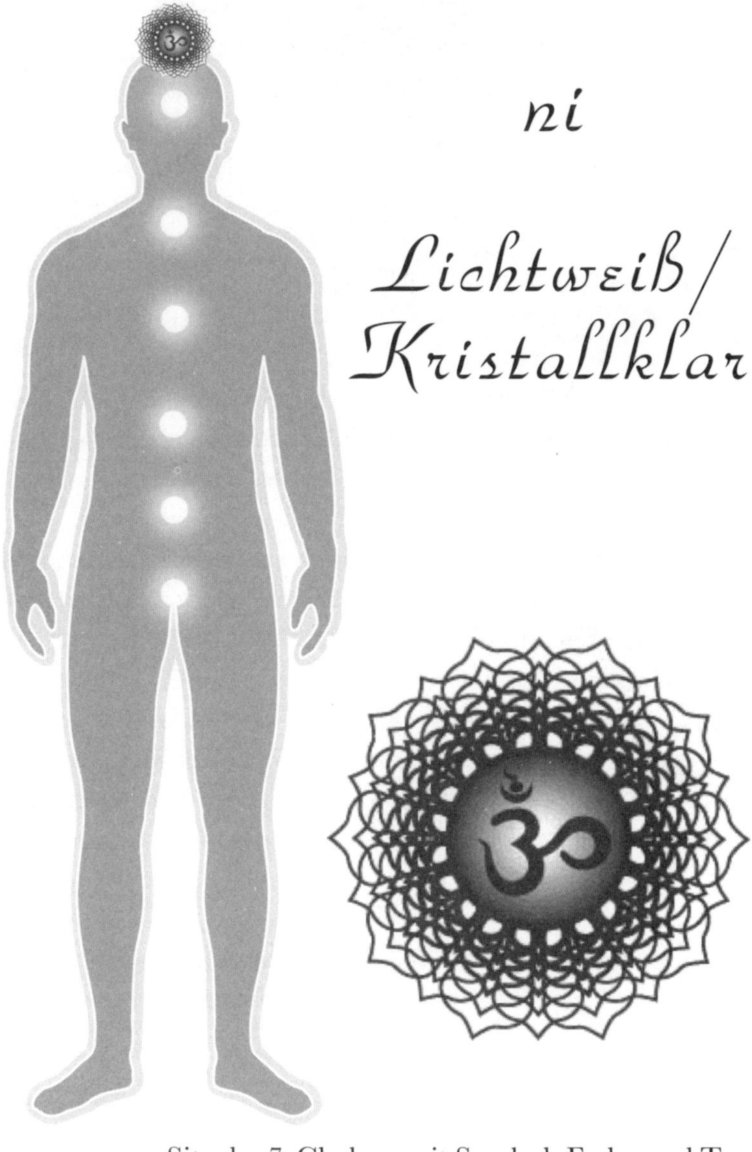

Sitz des 7. Chakras mit Symbol, Farbe und Ton

preisen. Beim Sichannähern an das Schlankheits- oder Schönheitsideal kann Fitness zur Selbstkasteiung und Gewaltanwendung gegen den eigenen Körper werden.

Gleichzeitig gibt es Dauerruhende und Bewegungsresistente, die uns als Gegenpol Übergewicht und diverse Krankheiten als Folgen des Verlustes der Mitte zeigen.

Goldene Mitte durch GYMNATION

Der goldenen Mitte hilft hier die sanfte Fitness des GYMNATION, um alle Muskelpartien öfters mal kurz anzuregen und damit geschmeidig, jung, vital und frisch zu halten.

Mentale Fitness der geistigen Mitte erreichen wir leicht und locker mit dem stillen Hereinlassen der meditativen Klänge des zweiten Teils von GYMNATION.

GYMNATION inspiriert zur ausgeglichenen und den Körper wertschätzenden Ernährung. Gleichzeitig oder als Folge davon, hilft es, die gesunde Bandbreite des Idealgewichts zu erreichen.

Es sind die sanften Inputs, die auf allen Ebenen den größten Gesundheitserfolg erzielen!

Ungleichgewichte vermeiden

Es gibt äußere und innere Faktoren, die unsere Gesundheit ins Ungleichgewicht bringen können. Sie weisen uns darauf hin, unser Leben aufmerksamer zu betrachten. Dazu gehört die Erkenntnis, dass wir alle Dinge, die wir erleben, selbst kreieren, um an unseren ungelösten Lebensthemen zu arbeiten.

Diese Faktoren setzen Gefühle frei wie Angst, Sorge, Zorn, Trauer, Freude und Liebe. Die Gefühle oder deren Unterdrückung wirken auf drei Ebenen: Körper, Geist und Seele.

Bei Unachtsamkeit kann es zu einem Ungleichgewicht im Energiefluss kommen. Deutlich zeigt es sich bei Blockierungen der Lebensenergie und daraus entstehenden Krankheitssymptomen.

Phänomen Vitalkraft – Lebensenergie – Chi

Die das Universum füllende Lebenskraft wird Chi genannt. Es ist linksdrehend, während die Gesamtbewegung des Universums rechtsdrehend ist. Aus dieser Erkenntnis entstand in Indien das Symbol »Swastika«, welches dem deutschen Hakenkreuz ähnelt. Die Deutschen kopierten dieses Symbol für sich, um an der Kraft teilzuhaben. Das Zeichen findet sich oftmals auf Buddha-Statuen, wo es Glück bedeutet.

Chi (oder Ki genannt) ist nicht sichtbar. Es duftet nicht. Es macht auch kein Geräusch, das wir wahrnehmen können. Es kann bis jetzt auch nicht mit uns bekannten Geräten aufgezeichnet und qualitativ oder quantitativ gemessen werden.

Chi ist nicht zu verwechseln mit der körpereigenen Lebenskraft oder der sichtbaren Ausstrahlung in der Kirlian-Fotografie. Diese fotografische Methode kann die Abstrahlung von Energie = Lebensenergie von allen belebten Objekten, sei es ein Blatt oder ein menschlicher Körper, zeigen.

Eine Ihnen vielleicht bekannte Metapher stammt aus der Bibel: »Als Manna von Himmel fiel…« Als Manna oder auch Himmelsbrot wird in der Bibel die sagenhafte Speise bezeichnet, die den Israeliten auf ihrer Wanderschaft durch die Wüste als Nahrung diente. Manna wird dort als weiße, zuckerähnliche Speise geschildert, die nachts vom Himmel fiel und am Morgen gesammelt werden konnte.

Die genaue Bedeutung des Wortes Manna ist unklar, bezeichnet aber vermutlich im Hebräischen »Was ist das?«, was sich auf das plötzliche, unerwartete Erscheinen des Mannas in der Wüste beziehen soll. Vielleicht ist damit das Chi in manifestierter Form gemeint.

Wie dem auch sei, Sie nehmen das Chi mit Hilfe Ihrer Chakren wie ein »Chi-Sauger« auf und dann wird es in Ihrem gesamten System verteilt. Wir können es auch mit einer Solaranlage vergleichen. Sonne ist immer da und versorgt uns mit Energie. Diese Sonnenenergie ist nicht begrenzt. Allerdings sollten die Solarpanele auf dem Dach sauber sein und die Verbindung zum Heizungssystem funktionieren. Ist die Energieaufnahme gestört oder die Verbindung verstopft, bleibt die Sonnenenergie draußen.

Das macht klar, warum ein gut funktionierendes Chakra-System die Voraussetzung für das psychische und physische Wohlbefinden und die Gesundheit ist.

Die GYMNATION-Gymnastik ermöglicht es Ihnen, mehr Lebensenergie als normalerweise aufzunehmen, denn die Bewegungsabfolge öffnet alle Chakren dafür. Es entsteht ein Sog nach innen, der eine große Menge Chi für die Vitalkraft des Körpers und für eine starke Psyche aufnimmt. Das aufgenommene Chi vertreibt viele Unpässlichkeiten, stabilisiert das Wohlbefinden auf allen Ebenen.

Spontane Veränderungen beeindrucken anfänglich, bevor sie später zur Normalität werden, jeden Menschen und machen ihm Mut, mit der GYMNATION-Gymnastik fortzufahren. Mit aufrecht federndem Gang und mit beiden Beinen auf der Erde verwurzelt, selbstbewusst und selbstsicher, gestärkt für anliegende Anforderungen, beginnt der Anwender, entspannt zu tun, was zu tun ist.

Das Chi spüren Sie, wenn es Ihnen so richtig gut geht. Sie wissen, wie sich das anfühlt? Jetzt stimmt Ihre Spannkraft, Sie fühlen sich frisch, lebendig und ausgeruht. Sie sind klar und wach. Sie erleben Entspannung pur und gleichzeitig könnten Sie Bäume ausreißen.

Es ist die Symbiose von GYMNATION-Gymnastik und -Meditation, die genau diese Zustände hervorrufen.

Diese einzigartige Methode gewährleistet auf sanfte und einfache Art für jeden ohne große Vorkenntnisse oder Begabungen eine Aktivierung der Chakren über die Gymnastik. Sie öffnet die Energietore. Die GYMNATION-Meditation klärt und harmonisiert den Geist.

Damit stehen wir in der Kraft des Chi, der unbegrenzten Lebenskraft des unendlichen Universums.

Das GYMNATION-Programm

Bevor Sie mit dem GYMNATION-Programm beginnen, legen Sie bitte die Übungs-CD ein, die Sie hinten in diesem Buch finden. Folgen Sie den Anweisungen auf dieser CD, während Sie von einer Station zur nächsten durch den Übungsteil dieses Buches voranschreiten.

Durch die CD wird der Übungsablauf der 9 Stationen für die Fitness von Körper und Seele noch verstärkt und untermalt.

Die ganz besondere Komposition von *Haindling* basiert in ihrer Unverwechselbarkeit auch auf den Instrumenten. Hans-Jürgen Buchner versteht es meisterhaft, die Grundlagen der Stationen in Klang umzusetzen und so Schwingungen freizulegen, die den Energiefluss auf allen Ebenen anregen. Die Harmonie von Bewegung, Klang und Farbvisualisierung führt zu tiefer Entspannung und sammelt neue Kraft.

Die Übungs-CD enthält 2 Stücke:

1. Stück: Teil I. Gymnastik-Übungen – 25 min
2. Stück: Teil II. Meditation – 25 min

1. Station GYMNATION

Gymnastik-Übung des 1. Chakras

3 min für eine gesunde Basis

Die Drehbewegungen des Oberkörpers in der Hälfte jeweils nach links und rechts um 90 Grad aktivieren den Lebensfluss und gleichzeitig erzeugt die natürlich abstrahlende Energie der Hände auf Höhe des Schrittbereiches die Vitalität der Selbstheilung.

Dieses mit der 1. Chakra-Übung entfachte innere Feuer stimuliert den Beckenboden, lässt einen mit beiden Beinen sicher auf dem Boden stehen! Das Mitsummen des auf beiliegender CD präsentierten Chakra-Heiltons und die Vorstellung der Chakra-Farbe Rot wirken hier zusätzlich wunderbar.

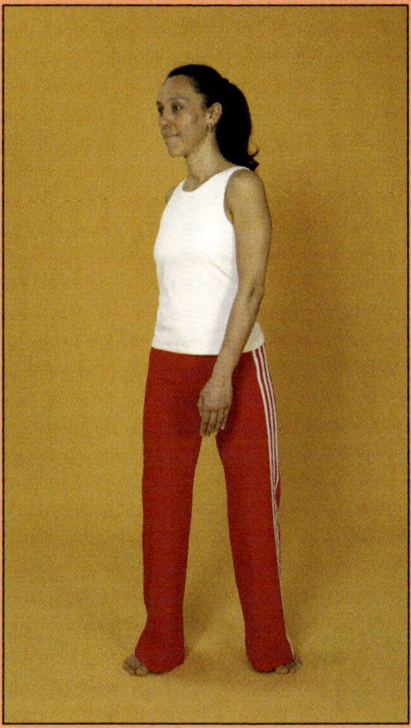

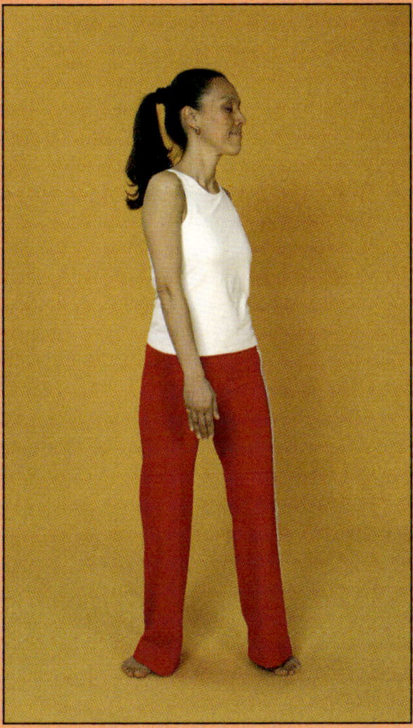

Affirmation

Wir können immer überleben, und unsere Wurzeln wachsen von selbst. Alles, was ich mir vornehme, lässt sich umsetzen, und ich erreiche meine Ziele mühelos. Ich muss mich um meinen Besitz nicht sorgen. Eins ergibt sich aus dem anderen.

2. Station GYMNATION

Gymnastik-Übung des 2. Chakras

3 min für eine kraftvolle innere Quelle

Die Übung verleiht die Kraft der Kreativität und lädt ein, aus uns selbst zu schöpfen.

Die Hände formen an den Handkanten eine Kelle und vom zweiten Chakra aus, zwei Finger breit unter dem Nabel, hebt man die Energie bis über den Kopf und schüttet sie hier förmlich in das 7. Chakra. So nähren wir alle Chakren, es entsteht ein Kreislauf des Gelingens. Die inneren Batterien laden sich auf, Ideen können mit der eigenen Schöpferkraft in Handlungen umgesetzt, materialisiert werden.

Ein leichtes Beugen der Knie und beim Aufwind mit dem Schwung der Arme mitgehen – dies lässt die Spannkraft im Körper anwachsen. Zusätzlich mit dem Chakra-Heilton und dem Visualisieren der Chakra-Farbe Orange entsteht das hohe Haus des Tantra, die köstliche Verfeinerung der sexuellen Energie.

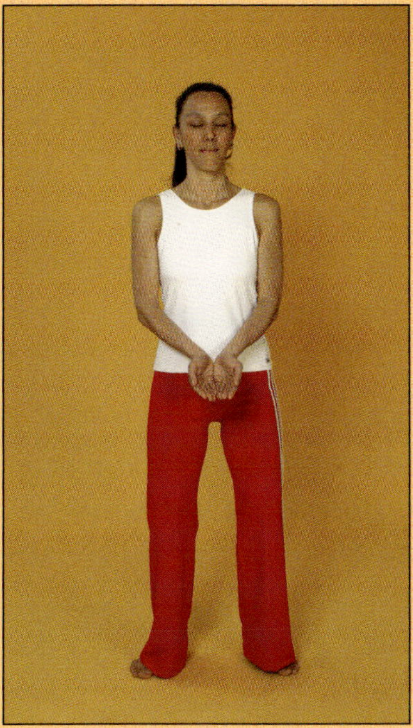

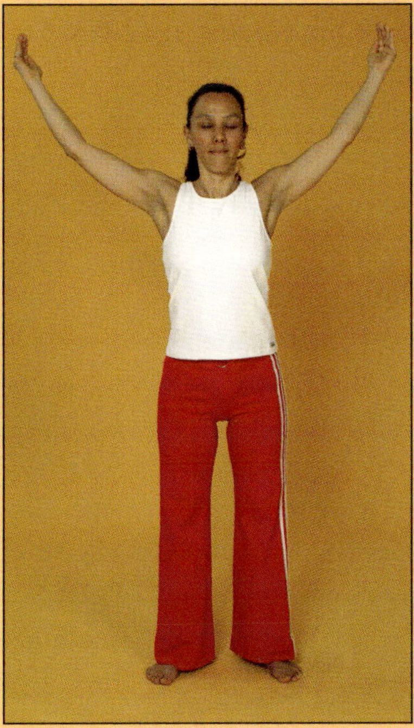

Affirmation

Ich schöpfe aus meiner inneren Quelle. Die Quelle der Kraft und Kreativität ist in mir, ich kann sie jederzeit nutzen. Keinerlei Fremdenergie brauche ich für mein Glück. Ich stelle mich bewusst den Begierden und Instinkten; kämpfe nicht dagegen an; gehe mit vollem Bewusstsein in sie hinein. Ich lebe sie einfach aus. Ich will bei vollem Bewusstsein im Liebesakt aufgehen und die göttliche Blume schauen. Im Liebesakt bewege ich mich wie ein Dichter in einem Rosengarten.

3. Station GYMNATION

Gymnastik-Übung des 3. Chakras

3 min für ein Strahlen in die Welt

Hier brauchen wir vermehrte Aktion – wir laufen auf der Stelle und es kann schon mal schneller sein.

Gleichzeitig, im selben Rhythmus, mit den in Bauchhöhe zueinander gerichteten Händen, die sich vor und zurück bewegen, erzeugen wir ein Kraftfeld der Größe und des Glanzes direkt vor dem 3. Chakra.

Willensenergie, Ausstrahlung und mutige Durchsetzungskraft im Einvernehmen mit der inneren Werteskala und der entsprechenden Grenzsetzung werden noch unterstützt durch das Summen des Chakra-Heilklangs und die vor dem inneren Auge vorgestellten Kraft. Chakra-Farbe Gelb.

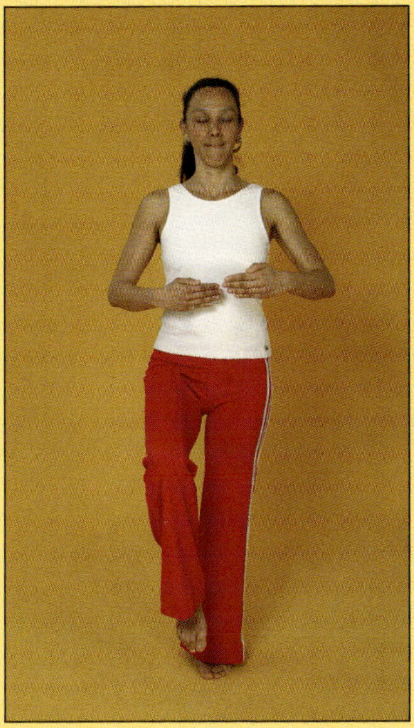

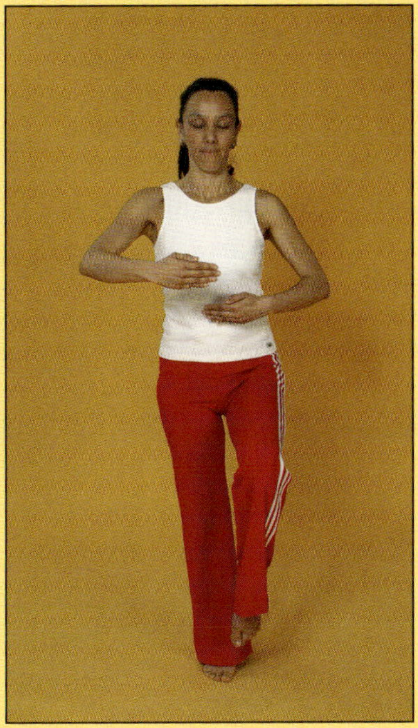

Affirmation

Ich finde meinen Platz im Weltgeschehen. Aus meiner inneren Mitte wähle ich stets mutig das Stimmige für ein Sein im Lebensfluss. Das Licht in mir nimmt immer mehr zu, ich fühle mich erfüllt, freudig und hell. Es umgibt mich wie eine schützende Hülle. Ob Lachen oder Weinen, Springen und Tanzen – vital und ausdrucksstark bin ich in meiner Energie.

4. Station GYMNATION

Gymnastik-Übung des 4. Chakras

3 min für die Liebe und das Herz

Mit einer leichten Verbeugung sacht in die Knie gehend, beide Hände auf das Herz gelegt, zeigen wir die Demut, die es braucht, um uns respektvoll dem Partner in Liebe anzunähern. Wir öffnen die Arme Richtung Himmel und strecken den Körper. Entzückt geben wir an die Welt, was sie am meisten braucht, Liebe.

Der Chakra-Heilton und die Chakra-Farbe Rosa unterstützen die Hingabe an die Transformation der Lebensthemen.

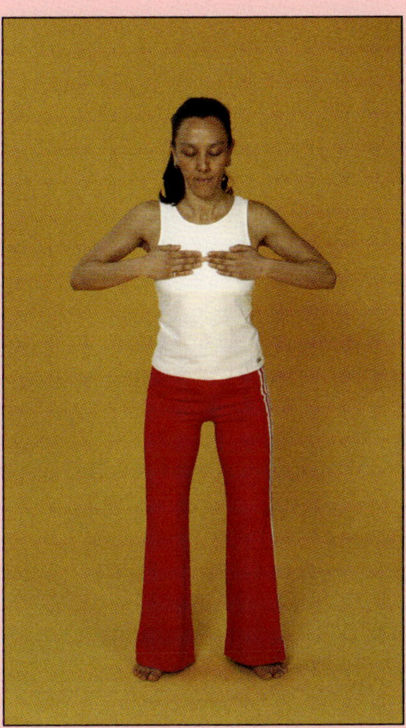

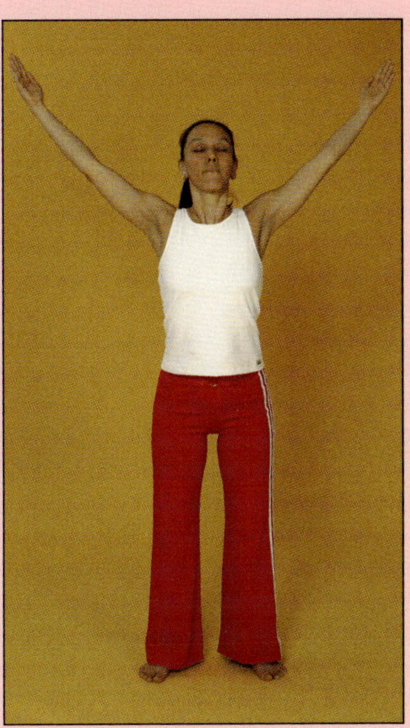

Affirmation

Liebe ist tief und ewig. Ich befreie mich von jeder Angst und erlebe jeden Tag voller Freude und ohne falsche Kompromisse. Meine Liebe ist wie eine Rose, ich kann sie immer wieder neu erblühen lassen, immer mehr Liebe in mein Leben bringen und diese mit immer mehr Menschen teilen.

5. Station GYMNATION

Gymnastik-Übung des 5. Chakras

3 min für eine wahrhaftige Kommunikation

Die Chakra-Übungen stärken das Energiepotenzial so reichhaltig, dass nun die Hände, in geringem Abstand zum Hals, verbunden an den Handballen und von vorne auf die Schlüsselbeine aufgelegt, genau dies erzeugen: mutiges couragiertes Verhalten.

Wir treten ein für die Wahrheit, gegen Mobbing und Ego-Gebaren, wo immer es auftritt. Die Selbstliebe erwacht in gesunder Weise, viele körperliche und emotionale Störungen verschwinden von selbst.

Abwechselnd wird nun während dieser Chakra-Übung das Gewicht mal auf das rechte und linke Standbein verlagert, der Körper jeweils über das feststehende Standbein um 90 Grad nach rechts und links gedreht und der Körper dabei diagonal vom Kopf bis zu den Zehenspitzen des freien Beines gedehnt.

Richtig wohltuend der Chakra-Heilton und die Visualisierung der Chakra-Farbe Blau.

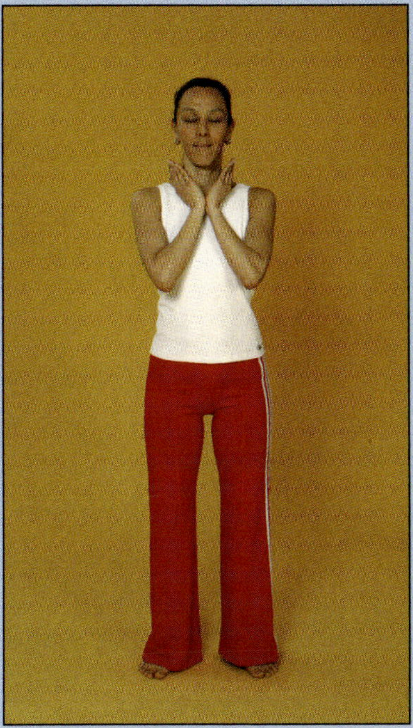

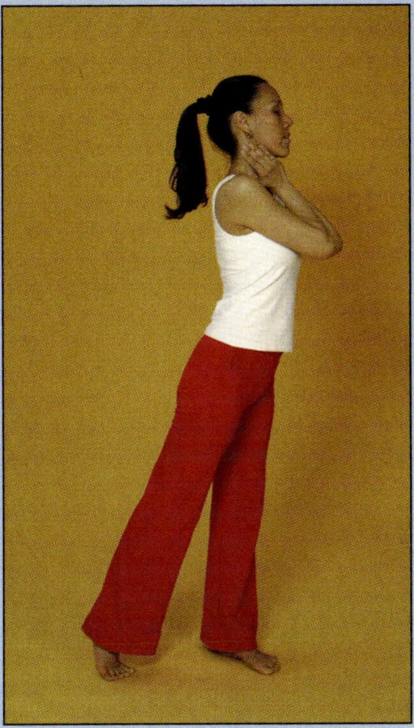

Affirmation

Ich nehme alle Erfahrungen an und lerne loszulassen. Veränderungen geschehen, und ich akzeptiere sie. Jede Angst löst sich auf, ich bin frei und mit allem in Liebe verbunden. Ich vertraue dem Leben.

6. Station GYMNATION

Gymnastik-Übung des 6. Chakras

3 min für Einsicht, Gedankenfreiheit und Meditation

Die Stirn und der Hinterkopf werden von beiden Händen gehalten, bei gleichzeitigem „Bauchtanzen". Die Hüfte schwingt in Form einer liegenden Acht.

Die bis hierher aktive Chakra-Reihe vermittelt jetzt Einsicht in die Thematik des Lebens. Erkenntnisse verlangen neue Handlungsimpulse, fordern auf zur Verwirklichung unserer Träume, dem Erkennen der Lebensvision, der Berufung. Die Intuition wird ständiger Begleiter. Das Leben wird aus einer neuen Perspektive heraus erlebt.

Der Chakra-Heilklang und die Chakra-Farbe Violett fördern das Vertrauen in den Sinn des Lebens, das Erlösen der Lebensthemen.

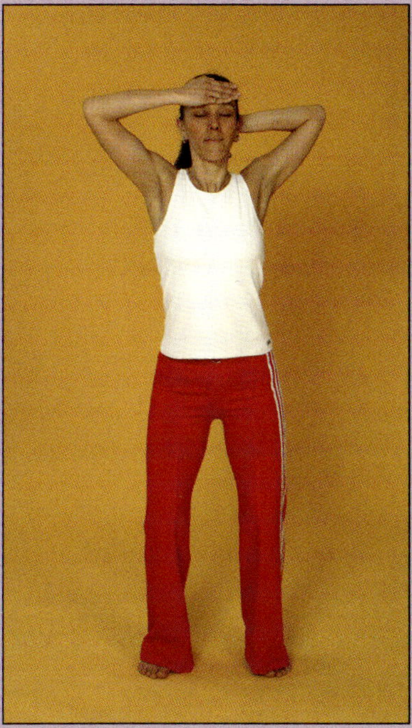

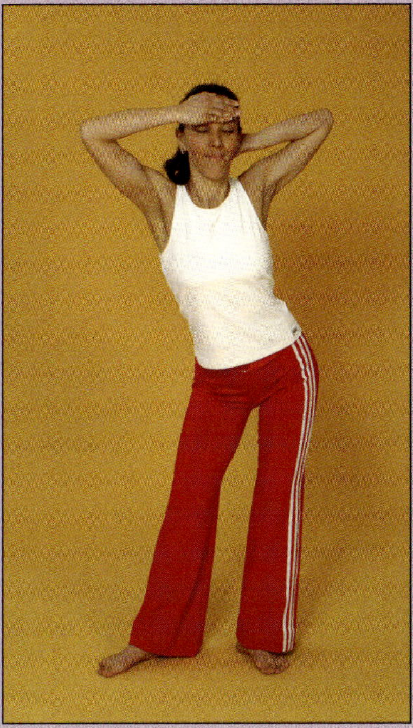

Affirmation

Ich verbinde mich in Gedanken, Worten und Taten mit Gleichgesinnten. Ich bin Teil des kollektiven Bewusstseins. Meine Visionen werden wahr, und ich erreiche alle Ziele. Meine Einsicht ermöglicht diesen Wandel.

7. Station GYMNATION

Gymnastik-Übung des 7. Chakras

3 min für die Verbindung mit dem göttlichen Ganzen

Und wir alle sehnen uns nach diesem Einklang mit dem göttlichen Ganzen.

Wir heben nun beide Hände mit etwas Abstand über den Kopf und lassen sie abwechselnd nach oben steigen und nach unten fallen, ohne dass sie den Kopf berühren. Gleichzeitig steht man in einer Kraft gebenden Position, die Knie leicht gebeugt.

Wir fühlen uns eins mit der Schöpfung, dank dem Chakra-Ton und der zu visualisierenden Chakra-Farbe Weiß/Kristallklar.

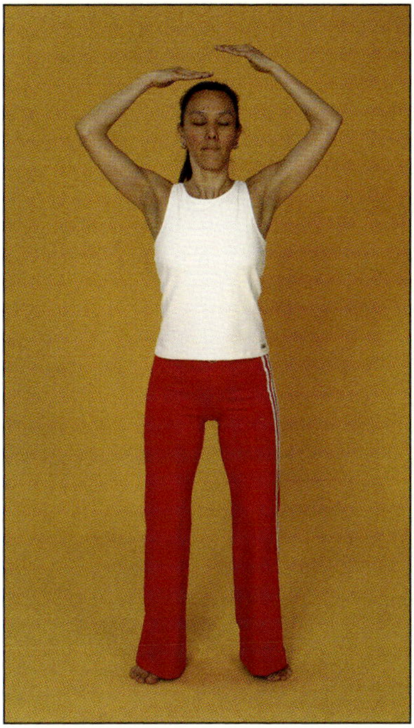 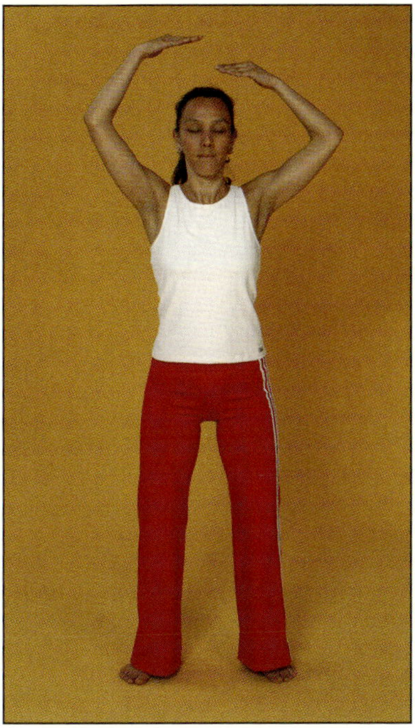

Affirmation

Die Krone öffnet sich, das siebte Chakra, der »tausendblättrige Lotus«, erblüht. Das Sein wird eins mit dem Göttlichen. Der Baum der Erkenntnis, der Wahrheit und des Wissens blüht. Die Wurzeln reichen bis tief ins Erdreich und die Zweige weit ins Universum. Ich nehme meinen angestammten Platz auf diesem Planeten ein, geborgen, aufgehoben im kosmischen Sein.

8. Station GYMNATION

Gymnastik-Übung für Stärkung und Schutz der Aura

3 min dafür, dass die Wirkung anhält

Mit kreisförmigen zueinander gerichteten Bewegungen der Arme, vom Kopf bis zu den Füßen herunter, schützen wir das eben Erfahrene vor unseren inneren Abwehrmechanismen und eventuellen Übergriffen von außen.

Projiezieren Sie auch hier die Chakra-Farbe Weiß/Kristallklar als Schutz und Stärkung in Ihre Aura.

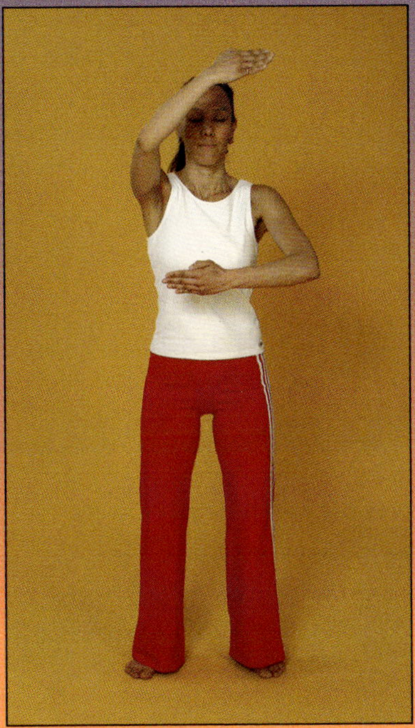 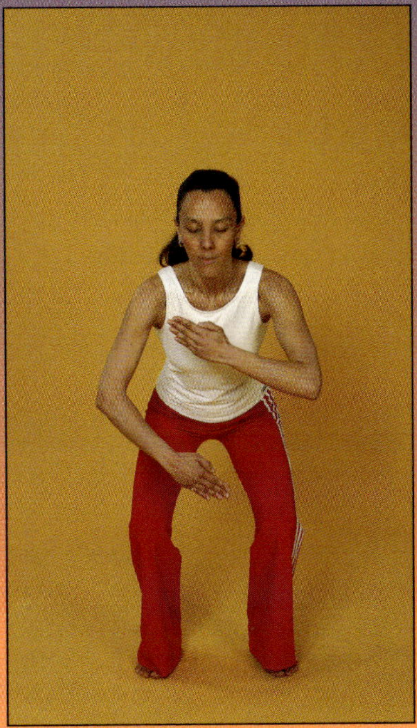

Affirmation

Ich stehe gestärkt und geschützt im Leben. Meine Entscheidungen und Handlungen entsprechen dem Fluss des Lebens. Harmonie und Einklang begleiten mich.

9. Station GYMNATION

Meditation – 25 min

Setzen Sie sich entspannt auf ein Meditationskissen oder einen bequemen Stuhl – möglichst aufrecht, damit die Energie fließen kann. Schließen Sie die Augen und atmen Sie gleichmäßig ruhig ein und aus.

Genießen Sie die Ihre Meditation begleitenden Chakra-Heilklänge. Die oftmals ungeahnte Kraft der Stille fördert eine entspannte Gelassenheit, mit der alles wie von selbst gelingt.

Wenn Sie keine Erfahrung mit Meditation haben, finden Sie auf den nächsten Seiten eine Anleitung. Sie kann Ihnen den Einstieg in die Meditation erleichtern.

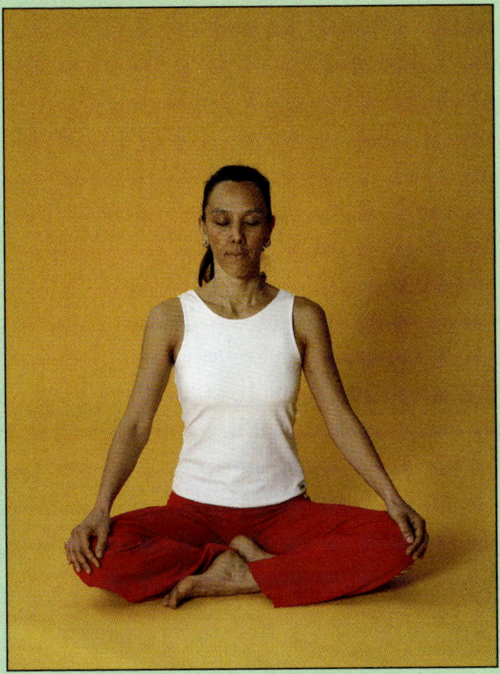

Affirmation

Alle Gedanken ruhen.
Ich bin frei und ruhe im Hier und Jetzt.

Meditation – Stille ist Energie

Stille ist Energie? Ja, Meditation ist reine Energie, unausgerichtetes Potenzial!

Meditation wirkt wie ein Batterieaufladegerät. Wann immer wir uns in die innere Stille begeben, erleben wir einen Kraftzuwachs. Die Kraft strömt in Sie über die Chakren und kann als Energiereserven eingelagert werden. Wer innere Stille erfährt, wird weder von Angst noch von Feigheit getrieben.

Die jeweiligen Chakra-Themen gesunden Sie, befreien Sie von der Umklammerung wiederholt zu machender Lebenserfahrung – heilen. Die ewige Waschmaschine des Verstandes, die alle Gedanken linksherum und dann wieder rechtsherum dreht, verschwindet und plötzlich spürt man die daraus entstehende Freiheit, einfach das Richtige zu tun!

Erst diese stabile innere Mitte macht aus uns einen gesunden Menschen, der bewusst seinen Weg geht.

Meditation ist nicht gleichzusetzen mit Im-Schneidersitz-Verharren. Es kann so geschehen, aber genauso lässt es sich in einer individuell bequemen Haltung erfahren!

Viele Menschen erleben Zustände, die der Meditation entsprechen, und doch meinen sie, sie könnten gar nicht gedankenfrei existieren. Manch einer läuft fünf Kilometer, andere bereiten eine köstliche Mahlzeit, andere malen ein Bild oder genießen einfach nur die Landschaft – in aller Stille … Das ist Meditation!

Für das Gelingen von Meditation dienen uns ein paar Hinweise. Erproben Sie sie und siehe da, gedankliche Ruhe tritt automatisch ein.

Erster Hinweis: Identifizieren Sie sich nicht über oder mit dem Verstand.
Zweiter Hinweis: Ich bin nicht mein Verstand, ich bin Bewusstsein.
Dritter Hinweis: Bleiben Sie unbeteiligt und gelassen, egal was geschieht.
Vierter Hinweis: Seien Sie mit der Aufmerksamkeit absolut im Hier und Jetzt, lassen Sie Vergangenheit und Zukunft beiseite.
Fünfter Hinweis: Betrachten Sie die Gedanken wie auf einer Kinoleinwand. Bewegen Sie sich langsam weg von der Leinwand und lassen Sie die Gedanken dort alleine weiterkreisen.
Sechster Hinweis: Erkennen Sie, für was Gedanken und Sorgen stehen, und beschließen Sie dann, nicht daran zu denken.
Siebter Hinweis: Lassen Sie sich etwas Schönes für den Tag einfallen und erfreuen Sie sich permanent daran.
Achter Hinweis: Atmen Sie mehrmals tief durch, strecken Sie den ganzen Körper und beobachten Sie, wie von den Zehen bis zu den Haarspitzen eine Welle von guter Energie durch Ihr System fließt.
Neunter Hinweis: Gehen Sie in die Natur, hören, sehen, riechen, fühlen oder betrachten Sie ein inspirierendes Bild – wie die Meditationsbilder auf den nächsten Seiten–, ohne zu beurteilen. (»Das ist aber schön!« ist schon eine Beurteilung.)

Die Gymnation-Gymnastik ist das Beste, was Sie für eine Meditation tun können. Die Heilklänge tragen Sie förmlich in einen verstandesfreien Einklang mit sich selbst.

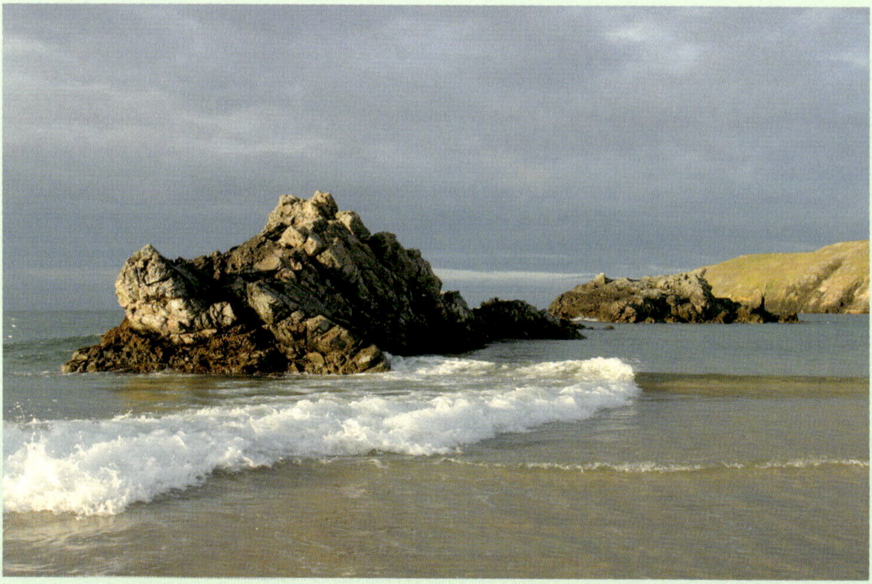

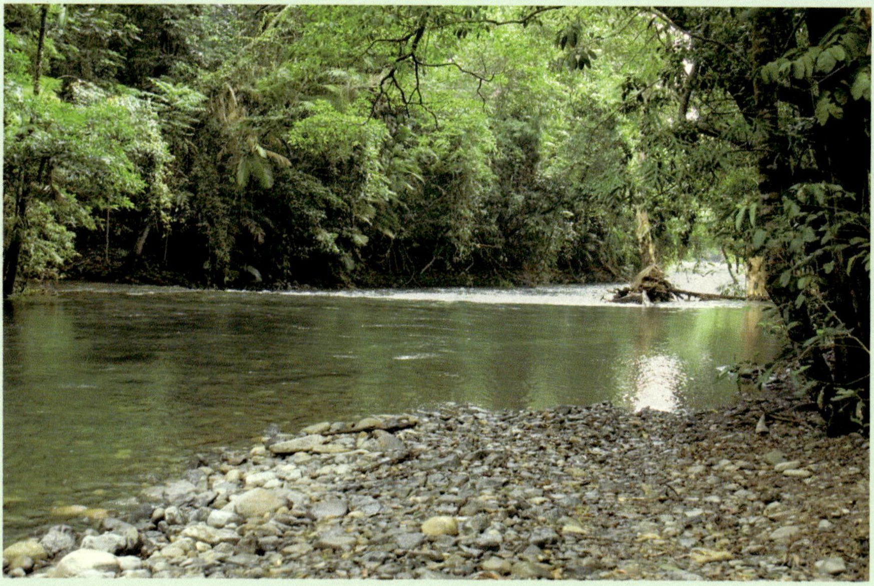

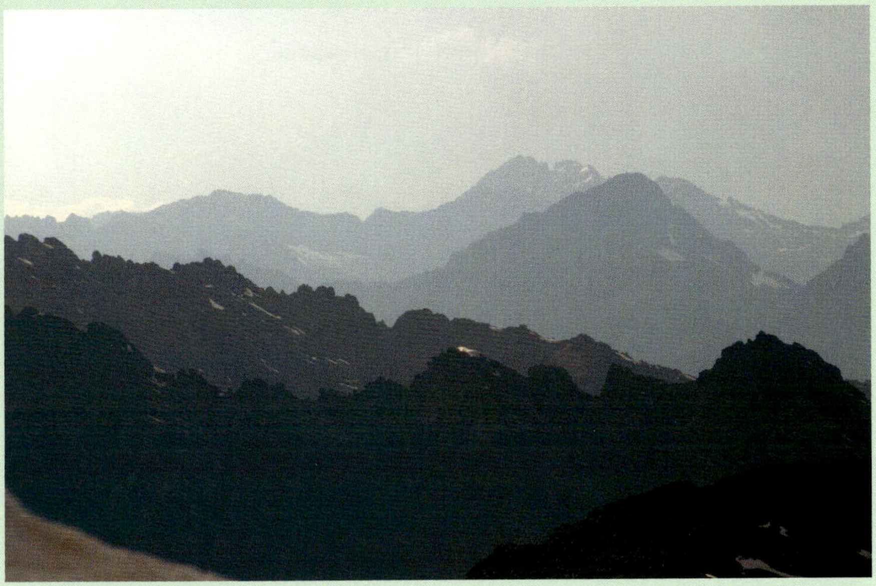

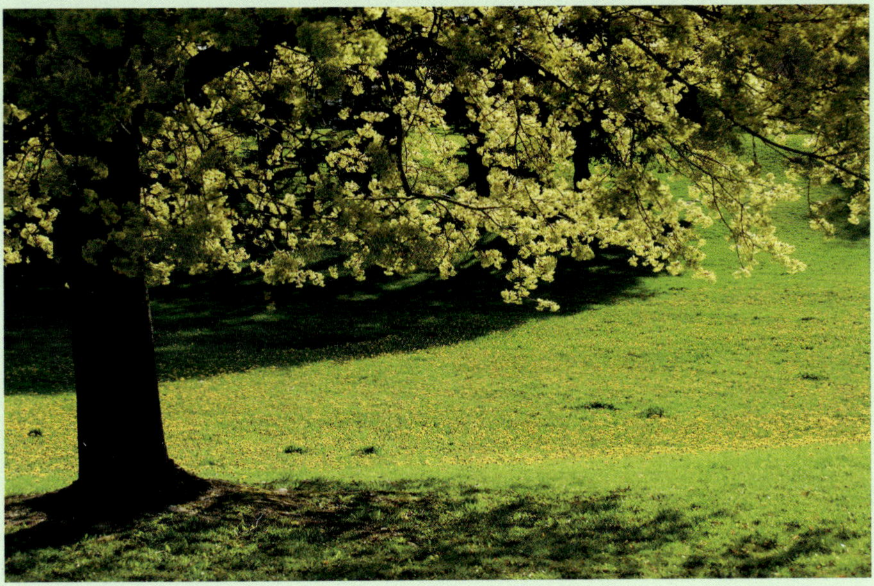

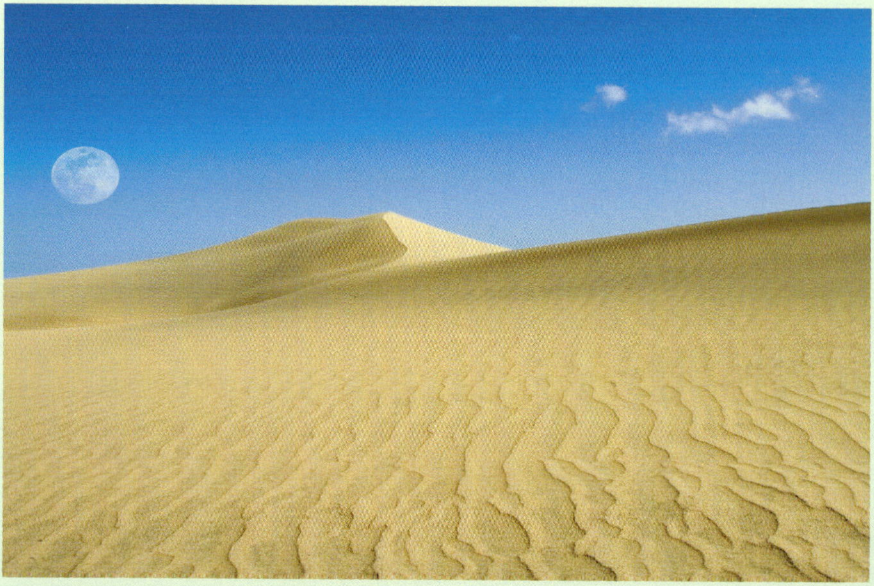

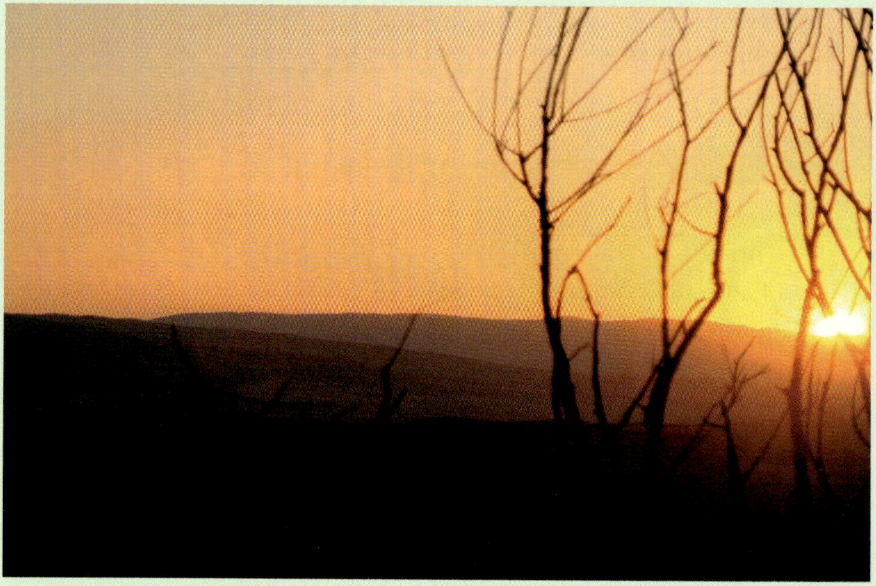

Hintergründe und Wirksamkeit von GYMNATION

Die Chakren und ihre Bedeutungen

Die sieben Chakren versuchen, alle Lebensthemen auszugleichen und zu hamonisieren. Sie transportieren Energie zwischen Körper-, Psychen- und Berufungsebene.

Indem wir mit Hilfe der GYMNATION-Übungen den einzelnen Chakren mehr Lebenskraft zuführen, wird die Energie im Chakren-System immer vitaler.

Dadurch verläuft der Bewusstseinsprozess leichter, die Transformation aller Aspekte des jeweiligen Themas wird unterstützt.

Das **erste Chakra** heißt Wurzel-Chakra und liegt zwischen den Genitalien und dem Anus. Es ist zuständig für das Überleben, die Vitalität, Sexualität und das Sichern von materiellem Besitz.

Das **zweite Chakra** liegt zwei Finger breit unterhalb des Nabels und wird Sakral-Chakra genannt. In Japan nennt man es auch das Hara-Chakra. In ihm ist das Leben verankert. Es ist zuständig für Gefühlsleben, Lebenskraft und Kreativität.

Das dritte Chakra ist der Solarplexus, auch Sonnengeflecht oder Sonnen-Chakra genannt. Es befindet sich in der Höhe des Magens. Von hier geht der Mensch nach außen in die Welt. Die diesem Chakra zugeordneten Aspekte sind Ausstrahlung, Mut, Durchsetzungskraft, Individualität und Macht.

Das vierte Chakra, das Herz-Chakra, liegt in Brustmitte und ist auch der Mittelpunkt der Chakra-Reihe. Es gilt als das Zentrum der Liebe. Von hier aus strömt die Energie in beide Richtungen, verbindet die unteren und oberen Chakren. Die Fähigkeit, Liebe aus vollem, großzügigem Herzen zu schenken und empfangen zu können, zählt zu den höchsten menschlichen Qualitäten. Das Herz-Chakra ist zuständig für Transformation und dafür, sich dem Leben vertrauensvoll hinzugeben.

Das fünfte Chakra, das Kehlkopf-Chakra, liegt in der Mitte des Halses auf dem Kehlkopf. Es wird das Zentrum der Kommunikation genannt. Durch die Stimme nehmen wir Kontakt zur Außenwelt auf. Je ausgeglichener und kräftiger das Chakra schwingt, umso eindeutiger der stimmliche Ausdruck. Man spürt die Präsenz eines Menschen mit ausgeprägtem Kehlkopf-Chakra. Es symbolisiert Loslassen, Entspannung und das Aussprechen der inneren Wahrheit.

Das sechste Chakra, das Dritte Auge, hat seinen Platz zwischen den Augen oberhalb der Nasenwurzel. Telepathie, Hellsehen, Intuition, Verständnis unserer Träume und das Erkennen unserer Lebensthemen und -vision sind Aspekte dieses Chakras. Auch Erfahrungen jenseits der körperlichen Wahrnehmbarkeit und die Verbindung zur geistigen Welt werden diesem Zentrum zugeschrieben. Wenn wir uns der Erfahrung der Meditation öffnen, können die Elemente des sechsten Chakras in unserem Leben stärker zum Tragen kommen.

Das siebte Chakra wird auch Scheitel- oder Kronen-Chakra genannt. Es liegt am obersten Punkt des Kopfes. Hier öffnen wir uns der spirituellen Welt und werden uns der All-Einheit bewusst. Über dieses Chakra sind wir mit dem Grund allen Seins, dem Göttlichen, verbunden und fühlen uns in ihm vertrauensvoll aufgehoben.

Körper-, Geist- und Seelenebene

Der Mensch ist in seiner Gesamtheit ein dreiteiliges Wesen. Er besteht aus Körper, Geist und Seele. Die Psychologen sagen Bewusstsein, Unterbewusstsein und Überbewusstsein dazu.

Man kann es auch das Physische, das Nichtphysische und das Metaphysische nennen. Die Philosophen reden von Es, Ich und Über-Ich. Die New-Age-Esoteriker sprechen von Körper, Verstand und Geist. Die Wissenschaftler haben es Materie, Energie und Antimaterie genannt.

Körperebene nennt man alles, was zum eigenen materiellen Leib gehört: der von außen sichtbare Körper und die unter der Haut liegenden Teile, Organe, Knochen, Muskeln, Nerven etc. Der Körper ist das Werkzeug der Seele.

Geistebene umfasst Verstand, Denkmuster, Psyche, das, was uns aus dem Unterbewusstsein heraus anschiebt und treibt. Der Geist ist die Kraft, die den Körper in Bewegung setzt.

Seelenebene wird gekennzeichnet durch das, was sich für die Lebensthemen entscheidet. Im negativen Sinne lernen wir durch Störungen, Krankheit, Berufs- oder Partnerschaftsproblematik, an den Lebensthemen zu arbeiten. Das Verlangen der Seele ist, das Göttliche zu entfalten. Sie wählt Seinszustände und stellt die perfekten Bedingungen her, indem sie die entsprechenden Erfahrungen erschafft.

Wenn wir uns für immer höhere Seinszustände entscheiden – wie Verstehen, Mitgefühl, Vergebung, Liebe –, zieht dies die Seinszustände an und erschafft die Erfahrung. Hiermit können wir experimentieren, indem wir uns z. B. für Erfolg, Wohlstand, Gesundheit und Glück entscheiden. Sie werden erstaunt darüber sein, wie sich die Dinge entwickeln. Versuchen Sie es einfach einmal. Aber bitte nicht wünschen, sondern entscheiden!

Diese drei Ebenen fließen zusammen und produzieren ein Ergebnis: den Lebensweg – er besteht aus Gedanke, Wort und Handlung.

Jede Idee materialisiert sich auf der Welt durch diesen Schöpfungsprozess. Das gesamte Universum folgt diesem Gesetz. Den Menschen dienen die Chakren als Energieverteiler zwischen den drei Ebenen. Mit Hilfe der Gymnastikübungen unterstützen wir die Chakren und beschreiten so gestärkt, authentisch, intuitiv, aus der inneren Mitte heraus den weiteren Lebensweg.

Die feinstofflichen Körper

Die menschliche Daseinsform kann in sieben Körper unterteilt werden. Die verschiedenen feinstofflichen Körper nennt man auch die Aura.

Den 1. Körper, den physischen Körper, kennen wir alle. Manche Leute entwickeln nur den ersten Körper, sie bleiben auf dem mit Tieren vergleichbaren Entwicklungsstand stehen. Die Interessen dieser Menschen gehen nicht über Essen und Trinken hinaus.

Der 2. Körper, der Ätherkörper, entwickelt sich bei den meisten anderen im weiteren Siebenerschritt bis zum Alter von 14 Jahren. Der Ätherkörper hat die Form unseres sichtbaren Körpers und umgibt uns in einem Abstand von etwa sechs Zentimetern. Er ist eine Art Schutzmantel. Wenn wir gesund sind, kann er das Eindringen von Krankheiten verhindern. Der Ätherkörper hat die niedrigste Schwingungsfrequenz aller feinstofflichen Körper.

Er ist für die Vitalität unserer Ausstrahlung verantwortlich. Emotionales Wachstum und sexuelle Reife sind die Themen dieser sieben Jahre. Es gibt Menschen, die zwar physisch noch weiterwachsen, aber ansonsten im ersten und zweiten Körper stecken bleiben. Hier dreht sich alles, ob in Literatur, Film, Musik, Malerei oder bei Autos, nur um Sex.

Der 3. Körper, der Astralkörper, wird zwischen dem 14. und dem 21. Jahr aktiviert. Die Themen hier sind Intellekt, Vernunft, Denken und die Kontemplation.

Im Griechenland von Platon und Sokrates hatte sich der dritte Körper in der Gesellschaft voll entwickelt. Dies sind Zeiten, in denen Genies geboren wurden. Rund um den Globus herrschte dann eine Zeit für intellektuelle Revolutionen: In China gab es Konfuzius und Laotse, in Indien Buddha.

Der Astralkörper hat eine ovale Form und entspricht unseren Emotionen und Gefühlen, das Ergebnis von Zivilisation, Kultur und Erziehung. Je nach Gefühlslage kann er sich mehrere Meter weit ausdehnen.

Die Ausdehnung des Astralkörpers ist für uns Menschen, wenn auch zumeist unbewusst, spürbar. Automatisch machen wir um Personen, die wütend sind, einen Bogen, da wir diese Schwingung schon in einiger Entfernung wahrnehmen. Beim Großteil der Menschen hört das Wachstum mit dem dritten Körper auf.

Der 4. Körper, der Mentalkörper, zeigt uns unsere Denkstrukturen sowie die Stärke des Geistes auf. Er hilft, Visionen in Taten umzusetzen.

Viele Profisportler, die sich mit Mentaltraining geistig auf Sieg programmieren, nutzen dazu die Energie des Mentalkörpers. Er hat in etwa die Ausdehnung des Astralkörpers, aber eine höhere Schwingungsfrequenz. Zum vierten Körper gehört die Welt der ungewöhnlichen Erfahrungen. Menschen auf dieser Ebene erzählen von Reisen außerhalb ihres Körpers, Gedanken können gesendet werden.

Magie und Wunder sind nur ein kleiner Teil der Entwicklung des vierten Körpers. In den letzten Jahrhunderten wurde der Mentalkörper aus Machtgründen bei den Menschen unterdrückt, vor allem die Religionen hatten Angst um ihren Einflussbereich. In Europa wurden Hunderte wegen Hexerei verbrannt. Viele dieser Menschen hatten einen starken Mentalkörper, den sie hilfreich in ihrer heilerischen Arbeit einsetzten.

Auch das Träumen und die Vorstellungskraft gehören zum Bereich des Mentalkörpers. Dabei hat die Vorstellungskraft natürlich auch ihre Grenzen. Die Farbe Rot z. B. kann, auch mit aller Kraft, nicht als Blau erscheinen, höchstens nach einer Flasche Rotwein! Wenn wir in der Lage sind, vorauszuschauen, zu visualisieren, uns für bestimmte Dinge zu entscheiden, wird Imagination in der richtigen Art und Weise benützt. Gedanke, Wort und Handlung setzen die Schöpfungskraft frei. Immer mehr Menschen sind fähig, ihren Mentalkörper zu entwickeln.

Der 5. Körper, der spirituelle Körper, ist rund oder eiförmig. Von allen feinstofflichen Körpern hat er die höchste Schwingungsfrequenz. Er ist das Tor zur Befreiung. Die Reichweite dieses Energiekörpers kann je nach Bewusstseinsgrad und spiritueller Reife des Menschen bis zu Hunderten von Metern betragen.

Die erleuchteten Meister haben ihre Schüler von diesem Phänomen profitieren lassen. Sie bauten und bauen um sich herum eine so genannte Sangha, ein Energiefeld für eine Gemeinschaft von Schülern. Es gab noch nie so viel spirituelles Wissen auf der Welt, das den Menschen zur Verfügung steht, wie heute. Viele Meister arbeiten beharrlich daran, über den ganzen Erdball verteilt, das Bewusstsein der Menschheit anzuheben. Wer die Augen aufmacht und bereit ist zu sehen, wird automatisch zu der für seine Seele richtigen Anlaufstelle geleitet.

Der 6. Körper, der kosmische Körper, ist als der Zustand der Gottesverwirklichung zu verstehen.

Der 7. Körper, der Nirvana-Körper, ist die siebte und letzte Ebene. Hier geht es um die Auflösung, den Zustand des Verlöschens, die Einswerdung mit dem göttlichen Sein – Samadhi.

Die sieben Körper

Erst nach sieben Jahren fangen die feinstofflichen Körper an, sich zu entfalten. Je nachdem, auf welcher Stufe der Evolutionsspirale der Mensch sich bewegt, entwickelt er nach dem physischen Körper den zweiten, den ätherischen Körper; dann den dritten, den Astralkörper; den vierten, den mentalen oder Seelenkörper; den fünften, den spirituellen Körper; den sechsten, den kosmischen Körper; zum Schluss den siebten, den körperlosen Nirvana-Körper.

Selbstüberschätzung

Ich möchte unbedingt vor Selbstüberschätzung warnen. Eine große Gefahr des Fehltritts besteht darin, dass jeder sich in Gedanken etwas vorstellen kann, aber vom Bewusstsein her diese Ebene noch nicht erreicht hat. In esoterischen Zirkeln nehmen oft Menschen einen Raum für sich ein, der ihnen nicht zusteht. Der Kopf schwebt in den Luftdimensionen, doch die Wurzeln für diese Höhe sind noch total unterentwickelt. Da auf der vierten Körperebene die Wahrheit schwer kontrollierbar ist, kann es zu solchen Auswüchsen kommen.

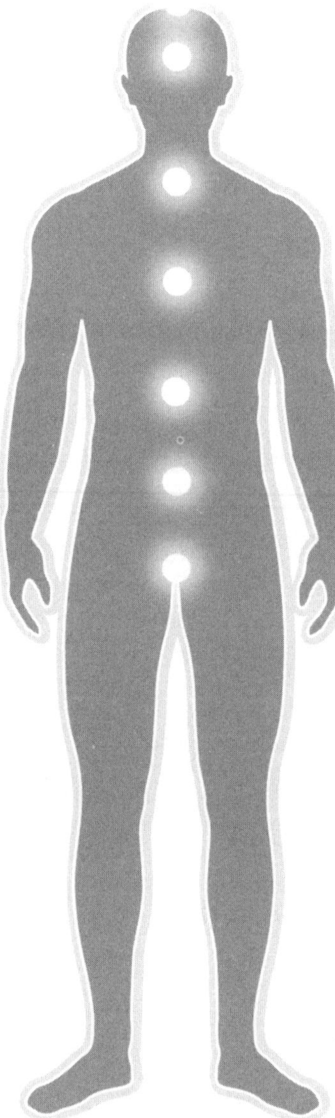

Die Chakra-Themen

Die sieben Chakren stehen für verschiedene Aufgaben und Themen, die es zu entwickeln und zu verarbeiten gilt. Grundsätzlich sind alle Chakren und Chakra-Themen miteinander verbunden.

Wenn der Mensch die Herausforderung seiner Lebensthematik annimmt, stellt er sich den Chakren-Themen auf optimale Weise. Er geht aufrecht, entspannt, erfolgreich, liebevoll und vorbildlich mit einer strahlenden Aura seinen Lebensweg.

Das 1. Chakra-Thema

Vitalität,
Ernährung
Sexualität
Basis
Sichern von materiellem Besitz
Überleben

Das Wurzel-Chakra gibt uns den sicheren Boden unter den Füßen; darauf können wir unser Leben aufbauen. Die Energie steigt von unten nach oben. Vitalität ist unsere Basis, sie wird durch Körperlichkeit ausgedrückt. Das A und O der Vitalität heißt – basierend auf wissenschaftlichen Untersuchungen: stressfreie Bewegung und ausgeglichene biologische Ernährung. Körperliche Bewegung stärkt das Immun- und Heilungssystem. Sie verbessert die Herztätigkeit, fördert den Kreislauf und unterstützt den Stoffwechsel durch den schnelleren Austausch von Kohlendioxid und Sauerstoff. Schwitzen und eine beschleunigte Darmbewegung sorgen für ein besseres Ausscheiden von Schadstoffen.

Die Seelenstimmung verbessert sich durch die Freisetzung stimulierender Endorphine im Gehirn, sogar Depressionen werden gedämpft. Doch muss man vor fanatischem Sport warnen: Ein übertriebenes Fitnessprogramm kann körperlich schaden und zur Abhängigkeit von dem Hochgefühl führen.

Aktion und Entspannung

Nach der Arbeit oder dem Sport sollten Erholungspausen für die Regeneration nicht fehlen. Entscheidungsträger, die viel Verantwortung tragen, haben längst erkannt, dass eine entspannte Lebenshaltung die wichtigste Basis für eine souveräne Leitung ist.

Um kreativ und flexibel zu bleiben, sind viele Menschen dazu übergegangen, sich regelmäßig zu entspannen. Einige machen Yoga, andere haben die Meditation für sich entdeckt. Nur wenige Minuten gedanklicher Stille am Tag erzielen einen unglaublichen Effekt: Stress wird abgebaut, tiefe Entspannung ist spürbar. Auch die Intuition hat einen ganz neuen Stellenwert, und der Blick wendet sich den wirklich wichtigen Dingen im Leben zu.

Genügend Schlaf und wenig Alkohol sind weitere Vitalitätsgaranten. Wer kennt nicht die negativen Folgen von Schlafentzug und Müdigkeit? Es gilt Stress abzubauen, auf Kaffee, Tee und Colagetränke, Drogen und schlaffördernde Medikamente zu verzichten. Auch Diätprodukte, Appetitzügler und Erkältungsmittel können den Schlaf stören. Sämtliche Beruhigungsmittel sind Sucht erzeugend und unterdrücken Funktionen im Zentralnervensystem. Die für Träume wichtige REM-Schlafphase wird behindert. Selbst wenn die Schlafmenge ausreicht – ohne Träume schlafen Sie nicht gesund. Träumen verarbeitet das Tagesgeschehen.

Die besten Sportarten

Ideal sind: Gehen, Eislaufen, Schwimmen und Radfahren. Diese Bewegungsarten sind weder kostspielig noch von äußeren Umständen abhängig.
Um den Körper, den Geist und das Heilungssystem fit zu halten, brauchen wir nur einen Schritt vor die Tür zu wagen.

Vitalität durch die richtige Ernährung

Unter einer ausgeglichenen biologischen Ernährung verstehen die Experten, generell etwas weniger zu essen und den psychischen Aspekt der Nahrungsaufnahme zu berücksichtigen. Vegetarische Ernährung, genügend Wasser trinken, bei

Fetten keine Margarine verwenden, sondern Olivenöl – diese Ratschläge zählen zu den Grundlagen. Wegen der zahlreichen Giftstoffe empfehlen sich ausschließlich Produkte aus biologisch-dynamischem Anbau. Reichlich Obst, Gemüse, Salat, Eier, Körner und statt Fleisch Sojatofu gehören auf den Tisch.

Tipp

Wenn Sie unter Schlafproblemen leiden, besorgen Sie sich in der Apotheke Baldrian, ein pflanzliches Mittel, oder versuchen Sie es mit einem warmen Vollbad.

Ein weiteres Ernährungsthema ist die heute zur Volkskrankheit gewordene Übersäuerung, die Azidose. Wenn der Basen-Säure-Haushalt im Körper 20 zu 80 Prozent steht, reagiert der Mensch »sauer«, nämlich genervt, gereizt oder gar aggressiv. Er fühlt sich müde, lustlos und erschöpft. Nur 20 Prozent der Ernährung bestehen überwiegend aus basischen Stoffen wie Obst, Gemüse, Kräutern und Wasser ohne Kohlensäure; 80 Prozent bestehen aus Säurebildnern wie Süßigkeiten, Fleisch und Kaffee.

Auch Stressfaktoren wie Überbelastung, zu wenig Schlaf und Entspannung, mangelnde Bewegung und Zukunftsängste bringen den Säure-Basen-Haushalt durcheinander.

Damit die Zellen nicht zerstört werden, bemüht sich der Körper, den pH-Wert konstant zu halten. Die überschüssigen

Säuren bindet er an körpereigene Mineralien, um sie zu neutralisieren, und lagert sie dann als Schlacken im Körper ab. Mit den Jahren nimmt die Verschlackung und die damit einhergehende Entmineralisierung immer mehr zu.

Am Ende dieser Entwicklung, im Alter, steht der Verfall der körperlichen, seelischen und geistigen Kräfte.

Nahrungsmittel und die daraus resultierenden Säuren

Fleisch	Harnsäure
Weißmehlprodukte, Zucker	Essigsäure
Colagetränke	Phosphorsäure
Käse	Salpetersäure
Wein	Schwefelsäure
Schwarzer Tee, Kaffee	Gerbsäure

Alarmzeichen für Übersäuerung

Kopfschmerzen, Schwindelgefühle, Haarausfall, Cellulite, Hautunreinheiten, Pilzbefall, Sodbrennen, Verstopfung, Mundgeruch oder Ringe unter den Augen sind typische Azidosesignale. Auch Rheuma, Gicht und Verspannungen werden durch die Ablagerung der Schlacken im Muskelgewebe verursacht.

Den Lebensstil überdenken

Es gibt leider Menschen, die ihren Lebensstil nicht ändern wollen und sich dann über Beschwerden wundern. Im fortgeschrittenen Stadium holt sich der Körper das Kalzium zum Neutralisieren der Säuren aus den Gefäßwänden und Knochen. Die Folge: Osteoporose, Krampfadern, Durchblutungsstörungen, Arteriosklerose, hoher Cholesterinspiegel, Herzinfarkt, Schlaganfall, Nieren- und Gallensteine, Krebs, offene Beine, Verdauungskrankheiten, Leberschaden oder grauer Star.

Wenn Lebensfreude und Humor zu kurz kommen, deutet dies auf Disharmonie in der gewählten Lebensform hin. Bringen Sie mehr Spaß in Ihr Leben, trauen Sie sich was! Erzeugen Sie das Gefühl der Freude in sich selbst! Erwecken Sie die Sinne jeden Tag aufs Neue, öffnen Sie die Fenster, strecken Sie sich, machen Sie die GYMNATION-Übungen! Als selbstverantwortliche Wesen, die wir nun mal sind, obliegt es der eigenen Intelligenz, die Vitalität in Einklang zu bringen.

Eine stimmige Basis als Fundament

Das Wurzel-Chakra hat bei Sexualproblemen sowohl mit dem Herz- als auch mit dem sechsten Chakra, dem Dritten Auge, zu tun. Sexuelle Wünsche und Begierden sind die fundamentalen Triebkräfte unserer Lebensenergie. Sie wahrzunehmen, zu meistern und zu nutzen, erfordert höchste Wachsamkeit und intensive Zuwendung. Anstatt sie zu unterdrücken, sollten sie für den Bewusstwerdungsprozess genutzt werden. Eine Transformation im Inneren findet statt, wenn wir beginnen,

Sex zu verstehen. Bewusstheit ist die Alchemie, die alle in uns liegenden blinden Naturkräfte transformiert. Wir nützen die vitalisierenden Kräfte der Sexualität, indem wir unsere Regenerationsbatterien aufladen. Die Orgasmusenergie schießt auf den Energiebahnen durch das gesamte Körpersystem, bringt die Zellen in höhere Schwingung, wirkt verjüngend, hellt die Stimmung auf, Aura und Ausstrahlung verändern sich komplett. Man bewegt sich geschmeidiger und der Gang wird federnd. Die Energie steigt zu den anderen Chakren auf. Es fällt jetzt leicht, in Ruhe zu meditieren. Wir können so unsere Sexualität er- und ausleben und dann miteinander meditativ den tiefen inneren Raum spüren, weiter und weiter, bis wir uns eins mit dem göttlichen Ganzen fühlen.

Töne und Farben der Chakren in Perfektion

Im optimalen Zustand geschieht beides zusammen. Es vibrieren und strahlen alle sieben Chakren im Gleichklang der Farbmelodie. »Wir sehen Farben und hören die Engel singen«, die Chakra-Töne und Chakra-Farben sind aktiviert. Falls im Augenblick kein Partner an Ihrer Seite liegt, gehört es zur verantwortungsvollen Selbstversorgung, alleine Hand anzulegen. Nehmen Sie sich Zeit und Raum dafür, und bitte keine falschen Schuldgefühle!

Im ersten Chakra äußert sich die Sexenergie eher etwas grobstofflicher. Der Trieb treibt uns zueinander, aufeinander los. Wir wissen oft nicht, wie uns geschieht, es durchfährt uns wie eine Feuerwelle. Dies ist die Zeit, vor allem rund um den Vollmond, in der die Menschen ineinanderlaufen. Es passiert ähnlich wie bei einem Unfall. Peng, man glaubt, seinen Idealpartner gefunden zu haben. Aber Achtung: Hier gilt es einen Moment lang achtsam zu sein. Es ist ganz wunderbar, sich befreit von allen moralischen Einschränkungen den sinnlichen Genüssen hinzugeben, doch neben der gesundheitlichen Vorsicht sollte man immer zweimal hinschauen, neben wem man später aufwachen will.

Eroberung als Evolutionsaspekt

Wir befinden uns auf der ersten Chakra-Ebene. Hier dominiert der tierisch-kämpferische Erobereraspekt der Liebe. Die Farbe Rot explodiert förmlich in unserem Sein. Nichts hält uns, wir müssen in die Welt, um den anderen zu finden. In der Wahl des Partners spielt seit alters, meist unbewusst, die Fortpflanzung eine wichtige Rolle. Die Frau will einen starken Mann, der sie trägt, ernährt, beschützt, und dem Nachwuchs ein anständiges Zuhause bietet. Der Mann braucht eine Clan-Chefin, die das Heim organisiert, schmückt und gesunde Kinder gebärt.

Tiefe entsteht

Seit Jahrtausenden hat sich die Menschheit so entwickelt, es steckt in den Genen, und wir befolgen einen biologischen Befehl. Doch die Entwicklung geht weiter. Die Lebensenergie erhöht sich beim Durchlaufen der sieben Energiezentren, des Kundalini-Kanals; das Bewusstsein wächst. Wir erfahren das Einssein mit der wahren Wesensnatur, gehen über die biologische Vorgabe hinaus. Eine höhere Stufe ist erreicht. Die Kraft strahlt vom zweiten Chakra aus. Zu diesem Einssein gehört eine wunderbar ausgelebte Sexualität mit der Tiefe der aktiven Chakren. Die Begegnung findet auf allen drei Ebenen – Körper, Geist und Seele – statt. Auf dieser Stufe existiert keinerlei Perversion oder Gewalt. Alles ist erlaubt, was uns Spaß macht. Im spielerischen Miteinander der Liebe verschmelzen die Seelen. Reste von Scham, die wir unserer Familie und der Konditionierung durch religiöse Werte verdanken, fallen einfach von uns ab.

Wenn wir uns für eine sexuelle Erfahrung entscheiden – egal, auf welcher Chakra-Ebene wir uns befinden –, macht uns das nicht zu einem höheren oder niedrigeren Wesen. Nur sollten wir darauf achten, das eigene Energie- und Bewusstseinslevel so hoch wie möglich zu heben.

Zölibat und Askese

Viele Religionen gaukeln uns vor, dass zur wahren Meisterschaft die sexuelle Enthaltsamkeit gehört. Ein wahrer Meister redet nur von Dingen, die er authentisch erlebt hat. An einem gewissen Punkt der Seelenreise fällt das Interesse an Sex dann von selbst ab. Das vorzeitige Unterdrücken und Abstellen der Sexualität führt nur zu Schuldgefühlen und schweren Störungen.

Dort, wo das Zölibat künstlich bestimmt wurde, gibt es keine erleuchteten Meister.

Kampf um Energie

Nun schwingen wir aber gerade aus dem Wurzel-Chakra und nehmen wir an, dass der Traumpartner gegebenenfalls vor uns steht. Mit unserem ganzen Streben entsteht spontan eine echte Anziehung von beiden Seiten. Gleiche Einstellung, überwältigende Gefühle und heißblütiger Sex beschwingen die Seelen. Die Zeit wird exklusiv miteinander verbracht, die Zukunft geplant. Beide haben die beste Zeit ihres Lebens, der andere macht das Leben ja überhaupt erst sinnvoll. Jahrelanges Warten ist vorbei!

Doch plötzlich hat die Harmonie ein Ende; der Partner wird fremd: Er widerspricht, widmet sich anderen Dingen. Und zu allem Überfluss beschwert sich der Partner auch noch: Angriffe, Rechtfertigungen und verteidigende Gesten wechseln sich ab. Was ist passiert? Die zwei finden sich in einem typischen Machtkampf wieder. Kommt Ihnen das bekannt vor? In dieser Phase der Beziehung beginnt der Kampf um Energie! Wo ist die Liebe hin? Es sind wechselseitige Abhängigkeiten entstanden. Sobald die Energiezufuhr vom Partner nicht mehr fließt, sinkt das eigene Energielevel rapide ab. Hier entsteht ein wichtiger Moment für mehr Achtsamkeit. Es gilt die Verbindung zur eigenen inneren Kraftquelle wiederherzustellen. Mit bewusster Beobachtung dieser ablaufenden Kontrolldramen können wir die Muster erkennen, die unser Verhalten in Beziehungen bestimmen. Kontrolldramen wirken ebenso in Zeiten der Not, bei großen Ängsten etc., wenn es ums Überleben geht oder um Situationen, die in uns Verlustgefühle erzeugen. Das erste Chakra wird aktiviert, und der Mensch versucht gegenzusteuern. Massiv strahlt seine gesamte Kraft in die anderen Chakren. In der Aura wird ein rotes dynamisches Kraftfeld erzeugt.

Bestimmer und Opfer

Leider agieren viele Menschen aus einer permanenten inneren Notlage und sind deswegen unbewusst gewillt, die Macht an sich zu reißen. Solches Handeln entspringt allerdings einer ungesunden Mitte. Das andere Extrem ist die energetische Kapitulation vor den eigenen Ängsten. Die Chakren, vor allem das erste, klappen fast völlig zusammen. Der Mensch wird zum Opfer. Energielos wird er auf allen Ebenen hin- und hergeschubst. Auch hier fehlt es weit zur gesunden Mitte.

Es ist höchste Zeit, die Kontrolldramen wahrzunehmen und eventuell mit kompetenter therapeutischer Hilfe ein neues Leben zu beginnen.

> Um das erste Chakra zu unterstützen, machen Sie die Gymnastik-Übung und nutzen Sie die Affirmation.

Das 2. Chakra-Thema

Gefühlsleben
Tantrische Lebenskunst
Innere Quelle
Lebenskraft und Kreativität
Transformation
Berufung

Das Gefühlsleben, Spiel der Emotionen, das Ungezügelte, Ursprüngliche hat im zweiten Chakra seinen Platz. Es bündelt die schöpferischen Kräfte, Ideen lassen sich umsetzen.

Orange, die Farbe der Kreativität, zeichnet hier ihr Hoheitsgebiet. Gedanke, Wort und Handlung bilden eine Welle des Erfolgs. Sexualität erhöht sich in feine Erotik auf die tantrische Ebene. Es entsteht ein ausgewogener Tanz der männlichen und weiblichen Energien. Wir erleben uns in Form von Gefühlen und kreativen Handlungen als Teil des immer währenden Schöpfungsprozesses. Hier ist unser Platz der inneren Quelle, hier können wir uns ausruhen und auftanken.

Der Vorteil: Wer hier auftankt, benötigt keinen »Energieklau« von außen.

Grundemotionen richtig ausleben

Das natürliche Potenzial des zweiten Chakras sind die Grundemotionen: Auch Wut, Angst, Hass, Gewalt sind notwendige Eigenschaften, um das Überleben zu garantieren. Hier geht es darum, die rohen Kräfte in die entgegengesetzten Zustände zu transformieren, wie Furchtlosigkeit, Freundlichkeit, Liebe, Mitgefühl. Dies geschieht, wenn Emotionen weder rücksichtslos ausgelebt noch unterdrückt werden. Sie zu verleugnen ist völlig zwecklos.

Wenn wir die Emotionen erforschen, leitet uns die Neugier zur anderen Seite der Medaille. Wer die Wut versteht, wird das Verzeihen lernen. Akzeptieren Sie die Angst, entdecken Sie die Furchtlosigkeit.

Nach wie vor beschäftigen sich die meisten Menschen mit den Fragen »Wie erreiche ich den größten Profit?« oder »Wie vermeide ich Verluste?«. Die Anhäufung mag eine gewisse Befriedigung und einen Schutz darstellen, letztendlich jedoch wird der wahre Nutzen des Lebens vertan, wenn es nur unter dem Gesichtspunkt des optimalen Gewinns gelebt wird. So ein Leben wird von der Angst bestimmt. Doch die Transformation sagt, wir sind nicht Angst – wir sind Liebe.

Ist alles erlaubt im Namen der Liebe?

Als transformationsfähiges Wesen ist mir klar, dass Liebe die Spiegelung eines meiner Lebensthemen bedeuten kann. Leider sind über viele Jahrhunderte hinweg die Handlungen im Namen der Liebe missverstanden worden. Das höchste Wohl des anderen wurde als Liebe proklamiert. Mit dieser Einstellung öffnete man vielen Egoisten und »Heiligen« Tür und Tor, um Schindluder zu treiben. Die neuen Paradigmen sagen: Das höchste Wohl für jeden ist die im höchsten Sinne getroffene Wahl. Denn die zum höchsten Wohl getroffene Wahl wird zum höchsten Wohl eines anderen. Dies verlangt, sehr achtsam und bewusst die Entscheidung für das eigene höchste Wohl zu treffen. Die beste Wahl ist die, in der die Seelenreise auf der Evolutionsspirale vorankommt. Eine Lebensspanne und länger kann das Verstehen und Integrieren dieser Wahrheit in Anspruch nehmen. Nichts ist öfter missverstanden worden als diese Worte.

Kontrolldramen mit gegenseitigem Energieraub, mit Opfer- und Täterhaltung begegnen uns hier. Es sind Menschen, die sich ihren Lebensthemen nicht stellen, sondern in Krankheit flüchten und andere dafür verantwortlich machen. Sie saugen Energie von anderen ab, für das eigene Auffüllen missbrauchen sie die Liebe anderer. Die Entscheidung für das höchste Wohl ist, dem Missbrauch ein Ende zu setzen. Denn wenn jemand Energie für sich gewinnt, indem er dieses Verhalten unterstützt, wird er selbst zum Täter und missbraucht die Situation. Verantwortungsvolles Handeln bedeutet, niemandem, der missbraucht, zu gestatten, dies fortzusetzen. Dies gilt für Familie, Berufsleben, Diktaturen oder Welteroberer.

Tipp

In der praktischen Anwendung gilt es zu erkennen, dass Liebe eben nicht bedeutet, über bestimmte Verhaltensweisen und Probleme hinwegzusehen oder uns aufzuopfern. Setzen Sie Grenzen!

Wir sind in unserem Handeln ein Teil des göttlichen Schöpfungsprozesses. Jederzeit können wir mit neuen Einsichten und mit deren Umsetzung den Lebensweg verändern. Wir erschaffen uns selbst, gleichzeitig nehmen wir unseren Platz im Schöpfungsspiel ein. Im Erschaffen sind wir mit dem Ganzen verbunden. Der Schöpfungsprozess besteht aus den drei Ebenen: Gedanke, Wort und Handlung.

Grenzen erkennen, um zu wachsen

Heilung geschieht nur dort, wo zerstörerische Akte nicht zugelassen werden. Erst wenn jemand akzeptiert, dass sein Missbrauch nicht geduldet wird, beginnt er zu lernen. Menschen mit Liebe zu begegnen heißt also nicht, ihnen unbedingt zu erlauben zu tun, was sie nicht lassen können. In der Erziehung lernen Eltern sehr früh durch ihre Kinder, richtige Grenzen zu setzen.

Das Erkennen der Schätze

Ich werde immer wieder gefragt, wie man gewisse Dinge denn ändern könne. Beim Öffnen der inneren Schatztruhe lassen sich Bestimmung, Traumata, Verhaltensmuster, Lernerfahrungen, Wachstumsproblematik, getroffene Entscheidungen etc. sehr genau sehen. Die Schätze werden sinnbildlich »auf den Tisch gelegt«. Nun können sie von allen Seiten betrachtet oder in die Hand genommen werden, kein Detail entgeht der Aufmerksamkeit. Die Dinge werden neu geordnet, manches wird entsorgt, anderes wird als geheilt entlassen, wieder anderes bekommt einen neuen Platz. Verzeihung und Dank werden ausgesprochen. Auch die Wertigkeit der Schätze wird neu bemessen. Die eigene Seelenreise sollte verstanden werden, denn wie ein roter Faden durchzieht sie unser ganzes Leben.

Schon in der Dimension, wo die Seele sich aufhält, bevor sie wieder auf die Erde kommt, trifft sie die Entscheidung, welche Themen in diesem Leben zu transformieren sind. Alles, die gesamte Lebenssituation, sucht sich die Seele aus oder erschafft sie rund um diese Entscheidung. Kaum zu glauben? So ist es aber! Es verbinden sich Seelen, um ähnliche Erfahrungen miteinander zu teilen. Das gilt für Partnerschaft, Familie, Freunde, Umfeld, Land, Kontinent und dieselbe Zeitschiene.

Die Zeitschiene vereint die Menschheit im Augenblick des weltweiten Geschehens. Verschiedene Generationen durchlaufen andere Erfahrungsthemen. Wenn man die Geschichte betrachtet, kann man nur den Kopf schütteln, wie viel Krieg, Morde und Totschlag, Blutvergießen etc. für die Evolution der Seelen nötig ist! Es dauert lange, bis die Seele versteht und transformiert.

Nur die Transformation bleibt

Wir werden in diese Welt nackt geboren, und wir verlassen die Erde nackt! Im Moment des Todes gilt es, alles loszulassen, Partner, Familie, Freunde, Besitz, einfach alles. Das Einzige, was jede Seele mitnimmt, sind die gemachten Erfahrungen und Transformationen. Wir meinen, dass die Blutsfamilie das Engste ist, was es auf der Welt gibt, doch wenn Sie als älterer Mensch zurückblicken, eigene Kinder großgezogen haben, werden Sie feststellen, dass Sie mit so mancher Seele gar nicht so viel zu tun hatten.

Neue Grundgedanken führen zu neuem Verhalten

Lernen Sie, dass Sie jederzeit eine neue Entscheidung fällen können. Ändern Sie den Grundgedanken und handeln Sie in Übereinstimmung mit dem neuen Gedanken. Nach dem Motto »Gefahr erkannt, Gefahr gebannt« werden alte Muster und Verhaltensweisen gekennzeichnet, so dass sie sofort beim Auftauchen erkannt werden. Jetzt kann der Kippschalter noch im selben Moment von Alt auf Neu umgelegt werden. Klick! Wichtig ist, die neue Handlung schnell auszuführen, bevor der Gedankenapparat das Sein mit den alten Mustergedanken zunebelt. Oft passiert dies jedoch, bevor man es merkt. Der neue Gedanke ist abgetötet, das Alte hat wieder Oberwasser. Darum, wann immer sich die Gelegenheit ergibt, handeln Sie! Je öfter dies geschieht, desto schneller kann sich der Geist umorientieren.

Jeder, der einmal einen solchen Prozess durchlebt hat, fühlt sich vollkommen erleichtert und froh. Auch mit allen weiteren Problemen kann man dann so verfahren.

Diese Art, neue Entscheidungen zu treffen und umzusetzen, ist eine gute Gelegenheit und wichtige Chance, sich weiterzuentwickeln. Dies führt zu Wachstum und Transformation.

Die Schritte der Transformation

Um uns unseren Lebensthemen zu nähern, sind wir individuell ins Leben gestartet und von Eltern, Schule und Umfeld konditioniert worden. Nun schälen wir uns heraus und werden zu dem, der wir wirklich sind. Der Geist steckt noch voller Fremdgedanken. Jetzt ist die Zeit des Infragestellens und der Neuordnung. Das ist der Sinn der Evolution. Wir sind ein Teil der göttlichen Schöpfung, und diese beinhaltet jedes alltägliche Tun. Alles, was auf der Welt existiert, entsteht im gleichen Prozess von Idee, Wort und Handlung. Die erste Ebene der Schöpfung ist der Gedanke. Eine Vision, eine Idee taucht vor dem inneren Auge auf. Es wird durchdacht und geformt.

Das Wort ist die zweite Schöpfungsebene. Als ausgesprochenes Wort wird schöpferische Energie ins Universum geschickt. Worte haben eine stärkere Schwingungsfrequenz, eine größere kreative Kraft. Ein Sprichwort sagt: »Pass auf, was du aussprichst, es könnte in Erfüllung gehen.«

Bei tibetischen Heilritualen z. B. werden Mantras zur Heilung benutzt. Sie erzeugen ein Kraftfeld, in dem eine bestimmte Schwingungsfrequenz herrscht. Die Kraft des ausgesprochenen Wortes unterstützt die Handlung.

Wenn wir nun den gedanklichen Kippschalter umswitchen, tritt automatisch die neue Handlungsweise in Kraft und löst das alte Verhalten ab. Für das Materialisieren von Visionen und Ideen folgen wir demselben Weg.

Die eigenen Kräfte entdecken

Die Schöpfung ist ein Prozess der Selbsterfahrung. Jeden Augenblick erschaffen wir uns neu. Umso höher wir uns auf der Evolutionsspirale entwickeln, umso mehr entdecken wir, dass die göttliche Kraft durch uns wirkt. Es ist eine heilige Partnerschaft. An diesem Punkt angekommen, darf man nicht mehr zaudern, sondern muss seine Berufung leben. Wenn Sie wollen, dass Ihr Leben richtig abhebt, dann nutzen Sie Ihre schöpferischen Kräfte. Machen Sie Schluss mit der Opferrolle! Es ist Zeit, Ihren Traum, Ihre Berufung zu verwirklichen. Folgen Sie Ihrer Intuition, lassen Sie sich nicht einreden, dass Ihre momentan schlechte Situation, Ihr Leidensweg Ihr Schicksal sei!

Finden Sie die innere Mitte

Nützen Sie die Meditation, um aus Ihrem Unglück auszusteigen. Setzen Sie sich ruhig hin, atmen Sie tief durch – lassen Sie alles los, was Sie bedrückt, packen Sie alle störenden Gedanken in Heliumballons und lassen Sie die Schnüre aus Ihren Händen gleiten. Spüren Sie diese köstliche innere Ruhe. Nun befinden Sie sich in Ihrer Mitte, die Intuition, die von hier aufsteigt, ist authentisch und entspricht Ihrer Wahrheit.
Manchmal muss man sich auch richtig austoben, tanzen oder rennen, bevor Stille einkehrt. Das, was Ihre Intuition jetzt für Sie bereithält, gilt es anzunehmen und Stück für Stück anzugehen. Nach dem Schöpfungsprinzip von Idee, Wort und Handlung.

Beruf und Berufung

Erlauben Sie dem Leben nicht, Ihnen das zu verbieten, was Sie wirklich lieben. Machen Sie keine faulen Kompromisse, geben Sie niemals auf. Gehören Sie zu den Menschen, die darauf bestehen, ihren Lebensunterhalt mit dem zu erwerben, was sie lieben! Falls Sie auf dem Weg dorthin Dinge tun müssen, die Ihrer Vorstellung noch nicht völlig entsprechen, dann achten Sie darauf, wie Sie es tun. Versuchen Sie, es in vollem Bewusstsein und mit Freude als Ihr momentanes Sein zu akzeptieren, ist es kein falscher Kompromiss, sondern eine wichtige Erfahrung, die Sie auf dem Weg in Ihre Berufung machen wollen und wobei Sie wichtige Erfahrungen machen.

Mehr als nur ein Wunsch

Wenn wir uns für Veränderung entscheiden, sollten wir auch auf die richtige Formulierung der Entscheidung achten. Sprechen Sie nichts in Wunschform aus, sonst manifestiert sich lediglich ein starkes Gefühl von Wünschen. Anstatt: »Ich will Erfolg und mehr Geld«, sagen Sie: »Ich habe Erfolg und mehr Geld«, oder: »Alles trägt zu meinem Erfolg und Reichtum bei«.

Machen Sie sich stets bewusst, dass die Resultate bereits existieren. Nehmen Sie dazu die innere Haltung der Dankbarkeit ein und treffen Sie Ihre Wahl nicht halbherzig, sondern eindeutig – und formulieren Sie es innerlich auch so.

Tantrische Liebeskunst

Ein weiterer Aspekt des zweiten Chakras ist die verfeinerte Kraft der Sexualität, der Tanz der männlichen und weiblichen Energie. Die tantrische Liebeskunst hat die Menschen in die höhere Schwingungsebene der sexuellen Vereinigung eingeweiht. Die Energien verschmelzen zu einer Einheit, und die Vibrationen steigern sich bis zum universalen Orgasmus.

Wichtig ist hier, die Sexualität zu verstehen: Ein gekonntes Vorspiel versetzt die Partnerin in einen Zustand höchster Aufnahmebereitschaft. Indem der Mann mit seiner Kraft haushaltet, kann er seine Partnerin mit absoluter Gewissheit mehrfach befriedigen. Es gilt für ihn, diszipliniert den Samenerguss zurückzuhalten, immer wieder zu pausieren. In den Pausen können beide spüren, wie die Energie nach oben steigt und die anderen Chakren streift.

Genuss mit allen Sinnen

Verzaubern Sie Ihr Schlafzimmer in einen Palast aus 1001 Nacht. Verhüllen Sie die Möbel mit bunten Tüchern, verwandeln Sie Ihr Bett in einen Diwan und stellen Sie duftendes Massageöl, Wein und Knabbereien bereit. Zünden Sie Kerzen an und stimmen Sie sich mit ätherischen Essenzen ein. Machen Sie sich ganz schön für Ihren Partner, tanzen Sie zu Ihrer Lieblingsmusik. Lassen Sie sich davontragen in eine wundervolle Nacht!

Man erlangt den Punkt der Zärtlichkeit, an dem sich beide Liebenden auch vom Herzen her einander hingeben. Der Geist der Liebespartner schwingt in harmonischem Einklang. Die Nachwirkungen eines solchen Erlebens sind noch Tage später zu spüren. Eine wohlige Welle zieht unsere Aufmerksamkeit nach innen an den Platz, wo die Seele wohnt. Hier treffen Meditation, Liebe, Zärtlichkeit, Wärme und die Verbindung zum göttlichen Alleinsein aufeinander.

Sexualität als fester Teil in unserem Leben

Die Tantralehre besagt, dass zwischen dem, wie man im Augenblick ist, und der Realität kein Unterschied besteht. Was immer man jetzt ist, steht nicht im Gegensatz zum höchsten Ziel. Wir sind Teil der Realität, wir können alles, was uns ausmacht, einfach benutzen, um über uns hinauszuwachsen. Im Tantra geht es darum, immer weiter aufzublühen. Dafür sollen wir alles nutzen, was uns gegeben wurde. Die Sexualität ist unsere naturgegebene Grundenergie. Wir werden durch sie geboren, und sie ist ein natürlicher Teil von uns. Die sexuelle Energie vitalisiert komplett alle Ebenen. Sie erkennen sofort, ob jemand seine Sexualität im tantrischen Sinne lebt oder nicht: Der eine sprüht vor Energie, der andere gleicht nicht selten einem Trauerkloß.

Auch hier gilt Selbstverantwortung: Die einzige Gefahr besteht darin, wie der Mensch seine Sexualität lebt. Wenn er sein Bewusstsein von aufkommenden Begierden und Wünschen einfach ausschaltet und so aus der inneren Mitte fällt, wird er zum Sklaven der Sexualität; sie verkommt zur Sucht und Perversion. Wer eine natürliche, gesunde Sexualität lebt, wird irgendwann im Alter zwischen 45 und 100 Jahren weitergehen und auch diese transformieren. Wir befinden uns dann auf einer höheren Schwingungsfrequenz. Das wunderbare Gefühl der Vereinigung wird auf einer völlig neuen Ebene erfahren.

> Aktivieren Sie die Energie in Ihrem zweiten Chakra mit der Gymnastik-Übung und der Affirmation.

Das 3. Chakra-Thema

Ausstrahlung
Mut
Egofalle
Freie Gefühle
Durchsetzungskraft
Individualität
Grenzsetzung
Macht

Das Strahlen der Sonne, die Farbe Gelb, ist diesem Chakra zugeordnet. Der Solarplexus, das dritte Chakra, fungiert als Kraftzentrum zur Aufnahme der Sonnenenergie. Sie nährt den Ätherkörper und die körperliche Vitalität. Das Sonnengeflecht ist das Chakra der unsichtbaren, aber stark spürbaren Kommunikation.

Die Egofalle

In Sekundenschnelle checken sich zwei Menschen bei ihrer Begegnung ab. Wenn zwei Auren aufeinandertreffen, erleben die meisten Menschen einen Machtkampf, der im Solarplexus sehr wohl zu spüren ist. Fast automatisch findet eine Einordnung statt. Eine Einordnung, die in eine Rangordnung mündet. Hier geht es um Macht. Wer steht über dem anderen? Wer ist besser, schlauer, toller, hat die bessere Figur, ist bedeutender oder reicher etc.? Dieser Platz wird oft vom Ego bestimmt, d. h., hier findet keine klare Sichtweise statt.

Ego hat immer mit Angst zu tun, ist Ersatz für ein wahrhaftiges Leben. Bei einem übertriebenen Ego macht der Schein die Musik, nicht das Sein. Erst ab einem gewissen Maß an Selbsterkenntnis lässt sich die Egofalle vermeiden.

Allzu oft müssen wir erleben, wie beim Treffen mit einem unbequemen Kollegen unser Energiesystem kollabiert. Hier trifft dann ein aggressiver Kritiker auf ein Opfermuster. Der eine überpowert aus seinem dritten Chakra heraus, und der andere krümmt sich innerlich zusammen, da er ein zu schwaches drittes Chakra hat.

Beide sind unglückliche Weggefährten. Der Erste holt sich seine Energie und Machtposition, indem er den anderen zur Schnecke macht. Der Zweite bekommt ein flaues Gefühl in der Magengegend, wirkt fahrig und nervös. Sein Energiepegel sinkt rapide. Er versucht jetzt, durch Anpassung Energie zurückzubekommen, der andere geht erquickt von dannen.

Diese beiden Kollegen haben weder einen wirklichen Kontakt miteinander, noch sind solche Begegnungen auf lange Sicht produktiv. Es bedeutet eher Stress, der sich anhäuft und zu Geschwüren im Magen-Darm-Trakt führen kann. Beiden ist der Weg zum Therapeuten zu empfehlen. Erst nach Aufarbeitung und Transformation der Lebensthematik können wir unserer Wahrnehmung vertrauen und die zwischenmenschliche Interaktion so sehen und erleben, wie sie wirklich ist. Vorher sitzen wir noch in der Egofalle.

Bei der Egofalle geht es letztlich um Energie, die sich die Menschen gegenseitig abjagen. Diese Kontrolldramen beeinflussen Persönlichkeit, gesellschaftliche Identifikation – inklusive Macht- und Leistungswillen –, aber auch die Anpassung an gesellschaftliche Normen.

Die Kontrolldramen

Diese Dramen spielen sich auf allen Ebenen zwischenmenschlicher Beziehung ab.

Beginnt der Mensch, sich mit dem Thema »Energie« auseinanderzusetzen, wird er sensibler für die unterschiedlichen Ausstrahlungen anderer und nimmt damit auch Stimmungen, die in der Luft liegen, deutlicher wahr. Gerade in hierarchisch geführten Betrieben oder Büros, in denen es Vorgesetzte und Untergeordnete, Teams und Projektgruppen gibt, befinden sich die Menschen oft in einem energetischen Wettstreit. Bei betrieblichen Auseinandersetzungen oder Mobbing geht es meist darum, dem anderen möglichst viel Energie abzugraben, um selbst einen Gewinn daraus zu ziehen. Wer mehr Energie anhäuft, ist der strahlende Sieger. Doch das lässt sich der Unterlegene nicht gerne gefallen. Er muss nun seinerseits von anderen Menschen die Energie abzapfen, um sein energetisches Loch wieder aufzufüllen. Psychologen, die dieses manipulierende Spiel entlarvt haben, unterscheiden zwischen verschiedenen Psychostrukturen.

Die Betroffenen stehen in wechselseitiger Abhängigkeit. Da die meisten Menschen in Dramaverhältnissen leben, ob privat oder geschäftlich, werden sie über die negative Seite permanent auf ihre Lebensthematik aufmerksam gemacht. Diese Tatsache wird leider viel zu wenig erkannt.

Bei einer mangelnden Funktion des dritten Chakras können Depressionen auftreten, oder man fühlt sich oft mutlos und niedergeschlagen. Überall scheinen Hindernisse der Erfüllung der Wünsche entgegenzustehen. Mancher möchte dem abhelfen und alles mit aller Macht in seinem Sinn beeinflussen. Er wird von Unzufriedenheit und Ruhelosigkeit getrieben. Krankhaft wird versucht, Macht und Kontrolle auszuüben. Solche Menschen neigen leicht zum Despotismus.

Die vier Grundtypen

Das Opfer: Es verhält sich passiv und sieht alles negativ. Schuld sind immer die anderen. Der Opfertyp beklagt sich bei anderen und bringt sie dazu, ihn zu bemitleiden, aufzubauen oder zu beschwichtigen. Aus der Aufmerksamkeit und dem Mitgefühl seiner Mitmenschen zieht das Opfer seine Energie.

Der Distanzierte: Er gibt sich gerne unnahbar und zwingt seine Mitmenschen, ihm hinterherzulaufen, wenn sie von ihm etwas wollen. Auf konkrete Fragen oder Bitten bekommt man von diesem Typus stets ausweichende Antworten. Er bringt andere dazu, sich um ihn zu bemühen. Daraus zieht er seinen Energiegewinn.

Der aggressive Kritiker: Er beschäftigt sich permanent mit dem Aufdecken von Fehlern seiner Mitmenschen, er schafft ein Klima der Unsicherheit und stellt seine Opfer bloß. Um ihn herum sind alle angstvoll bemüht, alles richtig zu machen. Aus dieser Angst gewinnt er seine Kraft.

Der Unberechenbare: Dieser Mensch ist streitlustig und explosiv. Er gewinnt Aufmerksamkeit und Energie, indem er seine Umgebung mit seinen plötzlichen emotionalen Ausbrüchen einschüchtert.

Opfer der Kontrollthematik

Wenn Sie sich in der Kontrollthematik gefangen fühlen, wenden Sie sich an einen kompetenten Therapeuten. Wir kreieren uns die Kontrolldramen mit ihren Inszenierungen, um an unseren Lebensthemen arbeiten zu können.
Haben wir den Prozess bewusst durchschritten, wählen wir neue, gesündere Verhältnisse und Verhaltensweisen. Dabei spielt die Grenzsetzung eine wichtige Rolle.

Klare Grenzen müssen aufgezeigt werden

Wo immer Machtmissbrauch stattfindet, ob in Familie, Partnerschaft oder Beruf, er darf nicht geduldet werden. Dies hat mit Übernahme von Verantwortung zu tun. Die Grenze für Übergriffe wird klar von jeder Person festgelegt. Das heißt nicht, dass wir jede Kränkung mit gleicher Münze heimzahlen. Nur ist es auch nicht richtig, zuzulassen, dass der andere uns immer wieder Schaden zufügt. Denn im Kleinen wie im Großen wirkt sich dies verheerend aus. Solche Menschen sind in der Lage, als politische Übeltäter ganze Länder und Erdteile in Schutt und Asche zu legen. Die Liebe zu uns selbst und zum Despoten fordert, ihn zu stoppen. Hier gilt es die Augen offen zu halten und beim geringsten Anzeichen die Grenze zu ziehen. Auch wenn derjenige dann leidet und es uns fast das Herz bricht. So zu handeln führt in die Gesundung. Wachstum erfordert in manchen Fällen ein gewisses Maß an Leiden.

Energie darf nicht missbraucht werden

Die Erkundung der eigenen inneren Welt erweist sich als sehr lohnenswert. Wenn man die Zusammenhänge einmal genau betrachtet, ist man bereits den ersten Schritt gegangen. Kein Mensch hat das Recht, einem anderen die Energie zu rauben. Aus diesem Grund muss jeder von uns seine Energie bei sich selbst suchen. Ein Mensch, der an seine eigenen Energiequellen angeschlossen ist, hat es nicht nötig, andere anzuzapfen. Damit erübrigen sich alle manipulierenden Verhaltensweisen. Energetisch ausgeglichene Menschen brauchen nicht zu kontrollieren oder andere zu übervorteilen.

Ein Mensch mit einem starken, harmonischen dritten Chakra agiert kraftvoll aus seiner Mitte. Er trifft Entscheidungen aus seiner inneren Wahrheit. Ideen und Visionen werden mit eigener Durchsetzungskraft verwirklicht. Individualität, Mut und Ausstrahlung zeugen von großem Charisma. Dies ist nicht die Macht des Egos hier wirkt ein großer Geist. Die Aura eines solchen Menschen spüren Sie, wenn er durch die Tür kommt. Man fühlt sich irgendwie vitaler.

Je höher eine Seele auf der Evolutionsspirale wandert, umso mehr wird sie die Mitmenschen unterstützen. Die Triebe und Wünsche unterer Chakren sind geläutert, ihre kreative Energie wird bewusst genutzt und gelenkt. Es geht darum, auf allen Ebenen die größtmögliche Erfüllung im Leben zu erreichen. Indem wir die seelische und geistige Fülle der Chakren in der materiellen Welt manifestieren, sind wir im Einklang mit unserer Berufung.

Unterstützen Sie Ihre innere Sonne mit der dritten Gymnastik-Übung.

Das 4. Chakra-Thema

Liebe
Partnerschaft
Freundschaft
Hingabe
Herztransformation
Neue Werte

Das Herz-Chakra liegt inmitten der Brust, von hier aus strahlt unsere Liebe in die Welt. Die Farbe der Liebe und Transformation ist Rosa. Die Schwingungsfrequenz von Rosa verbindet, heilt alte Wunden, bringt Versöhnung. Eine rosa durchwirkte Aura zeigt die hingebungsvolle Liebe zum Göttlichen. Gleichzeitig mit dem Herz-Chakra hilft das sechste Chakra, das Dritte Auge, mit seiner verfeinerter Wahrnehmung und Hingabe, die subtileren Bereiche der Schöpfung zu öffnen. Somit können wir mit dem göttlichen Funken in uns in Verbindung treten.

Die Liebe bestimmt unser Dasein

Das Herz-Chakra ist die Mitte und die Schaltstelle zwischen den drei unteren und drei oberen Chakren. Ein Mensch, der die Reife erlangt, vom Herz-Chakra aus in Kommunikation mit der Welt zu treten, kann nicht anders, als seine Mitmenschen von ganzem Herzen zu lieben – gleich, ob Familie, Partner, Freunde und Bekannte oder auch völlig Fremde, die ihm während des Tages begegnen. Er trägt die Sonne im Herzen.

Wann immer ein solcher Mensch den Raum betritt, erhöht sich sprunghaft die Energie im Raum.

Liebe bedeutet aber nicht, dass ich ein Gegenüber berühren muss, um in dieser Art von Energie zu verweilen. Wahre Liebe existiert ohne Gegenüber, sie ist nicht abhängig vom Äußeren. Es ist der währende Zustand eines auf der vierten Chakra-Ebene transformierten Menschen. Er ist erfüllt und durchdrungen von der Liebe. Wir müssen die Liebe nicht lernen, wir müssen nur zulassen, dass sie frei fließen kann. Die Liebe ist unsere innere Wirklichkeit.

Damit Liebe geschieht, gilt es, alle Hindernisse und Blockaden aufzulösen. Erst dann ist man fähig, auch einen anderen zu lieben. Zuerst fließt die Liebe in mir, ich spüre die Selbstliebe – jetzt bin ich bereit für meine Mitmenschen. Ich bin so weit, einen Partner zu wählen und zu finden, der die gleiche innere Reife hat. Es wächst eine Partnerschaft in Liebe und Freiheit, in der die Energien harmonisch miteinander fließen.

Auf dem Weg dorthin lernen wir die Hürden der Unwissenheit kennen. Beziehungsdramen zeugen vom Kampf der Geschlechter. Niemand muss in einer Beziehung ausharren, duldsam den Kopf beugen vor den Kontrolldramen des Partners. In einer Ehe sein Bestes zu geben kann auch heißen, einen Schlussstrich zu ziehen.

Neue Werte entstehen

Die Menschheit würde sich viel Zeit und Frust ersparen, wenn sie ein Fach für Lebensschulung in das Schulsystem integrieren würde. Kinder dieses Alters verstehen viel mehr, als wir

Erwachsenen denken. Es sollte bedacht werden, dass jede Generation andere Seelen für ihre Evolutionsreise auf die Erde bringt. Jetzt inkarnieren Seelen, die in ihrer Entwicklung viel weiter sind als die letzte Generation. Wir sollten sie nicht mit veralteten Erziehungsmaßnahmen belasten. Es gilt mutig zu verändern, Überholtes loszulassen und neue Werte zu installieren.

Die Chance für einen Quantensprung lassen wir uns diesmal nicht entgehen. Das neue Zeitalter hat bereits begonnen – ebnen wir der neuen Generation den Weg, bereiten wir uns und unsere Kinder richtig vor.

Der neue Mensch weiß, was er wirklich braucht – einfache Dinge, ein Dach über dem Kopf, intakte Natur, gesunde Nahrung, Freunde, Liebe und eine Aufgabe, die seiner Berufung entspricht. Die Menschen werden an ihren Lebensthemen arbeiten, Klassenunterschiede verwischen sich, keiner muss mehr aus Angst anhäufen oder Mauern um sich errichten. Die Liebe hält verstärkt Einzug im Zwischenmenschlichen.

Wenn die Liebe zerbricht

Doch bevor wir uns geläutert zurücklehnen können, begegnen wir der Thematik des Beziehungsdramas. In unseren Liebesbeziehungen lautet die wichtigste Frage: Wieso kann die eben noch so perfekte Liebe plötzlich in einem Machtkampf enden?

Gerade erst hatte es so schön romantisch angefangen, alles schien perfekt – die gleichen Träume und Ansichten, Wünsche und Interessen. Endlich scheint der Seelenpartner gefunden. Und dann der Schock: Völlig unerwartet verhält sich der geliebte Mensch vollkommen anders, Streitereien brechen aus. Gegenseitige Vorhaltungen bestimmen die Gespräche und bis zur Erschöpfung wird um jede Kleinigkeit gerungen. Schon sind die Kontrolldramen am Wirken.

Hier ist ein guter Zeitpunkt einzuhalten und das eigene Selbst im Spiegel der Beziehung zu betrachten. Wir haben uns von der Energiezufuhr des Partners abhängig gemacht, anstatt uns aus unserer eigenen Quelle zu nähren.

Wir sehen uns diese Lebensthematik prüfend an. Das wiederholte Einlassen auf derartige Beziehungen hat mit der Notwendigkeit der Transformation solcher Beziehungen zu tun, denn nur wenn wir oft genug schmerzvoll auf uns selbst zurückgeworfen werden, wenden wir uns der inneren Kraftquelle zu.

Die innere Balance erreichen

Auch müssen wir hierbei die Gesetze der Energiedynamik verstehen. In jedem Menschen steckt eine innere Frau und ein innerer Mann. Um in uns selbst tatsächlich ausgeglichen zu sein – und damit auch reif für eine Partnerschaft –, gilt es, die innere Frau mit dem inneren Mann zu vermählen.

Dem inneren Mann entsprechen die klassischen Attribute »extrovertiert«, »bestimmend«, »stark«, »aggressiv«, »logisch«. Die Attribute der inneren Frau sind »introvertiert«, »empfangend«, »weich«, »schön«, »sorgend«, »unlogisch«. Oft kommuniziert das Männliche/ Weibliche so, wie es die Eltern vorgelebt haben. Dann ist meist der innere Mann mit dem Vater besetzt und die innere Frau mit der Mutter. Ein Elternteil wird dabei leicht auf den glorifizierten Thron gesetzt, so dass es der Partner äußerst schwer hat, dagegen anzustrahlen.

In Fällen, in denen Missbrauch geschah, kann kaum Nähe, Sexualität, Freude und Liebe zugelassen werden. Es gilt an der Lebensthematik zu arbeiten, Vater- und Mutterbild zu erlösen und damit die männlichen/weiblichen Energien im Inneren auszubalancieren.

Suchen Sie sich einen Therapeuten, dem Sie vertrauen. Seien Sie mutig, springen Sie über Ihren Schatten! Selbsterfahrung ist eine der lohnendsten Erfahrungen, die Sie für sich machen können. Sie ersparen sich oft ein jahrelanges Herumirren im Dunklen. Unser Inneres ist dann ausgeglichen, wenn wir fähig sind, ein eigenes, unabhängiges Leben zu führen. Ein erfülltes, produktives Sein, das allein mit sich klarkommt, ohne permanent andere Menschen, Familie oder Freunde zu treffen. Auch allein kann man Spaß haben, indem man sich selbst gepflegt zum Essen in ein gutes Restaurant ausführt. Besteigen Sie einen Berg oder fahren Sie mit einem Einmannsegelboot nach Amerika.

Tipp

Sicherlich treten auch weiterhin Personen an Sie heran, um zu testen, ob Sie sich noch für ein Abhängigkeitsverhältnis eignen. Doch lassen Sie sich Zeit, widerstehen Sie eine Zeit lang allen Angeboten. Sie erhöhen so Ihr Energieniveau und festigen die innere Verbindung.

Eine neue Liebe finden

Haben Sie jetzt Lust auf eine romantische Beziehung? Na, dann los! Die Reife hätten Sie nun! Auf dieser neuen Ebene finden Sie leicht einen Partner mit den gleichen Qualitäten. Beide bringen ihre gewonnenen Fähigkeiten in die Beziehung mit ein, und sobald ein Machtkampf beginnt, können sie mit Hilfe dieser »Werkzeuge« einem Crash entgehen. Anstatt sich in Machtkämpfen zu verlieren, besinnen sie sich auf die innere Liebe und Verbundenheit. In diesem Status erwächst wirkliche Intimität.

Auf dieser Ebene schwingen in der Sexualität die beiden Körper in einem gemeinsamen Rhythmus. Wenn sie sich lieben, fließt die sexuelle Energie bei der Vereinigung nun ungehemmt, zwei Menschen können eins werden, die Persönlichkeiten sich auflösen. Der Atem und das Männliche/Weibliche harmonisiert – jetzt ist Sex das Tollste, Schönste und Wunderbarste. Die mentale Besessenheit ist verschwunden, Sex ist zur unschuldigen Handlung geworden. Die Lüsternheit verschwindet und mit der Zeit wird der Geschlechtstrieb transzendiert.

Mit der körperlichen Ertüchtigung beim Sex beschreiten wir eigentlich nur den Weg in die tieferen Dimensionen der Sexualität. Wir können auch ohne Sex in diese Bereiche vordringen und uns mit dem Partner in tiefer Liebe verbunden fühlen. Allein die Anwesenheit des anderen bringt uns dann in die orgasmische Dimension – der andere wird zum Tor. Diese Erfahrung lässt uns auch allein beim Sonnenuntergang, am rauschenden Wasserfall oder unter dem funkelnden Sternenzelt in einer lauen Sommernacht diese Tiefe spüren. Hier trifft sich die Glückseligkeit mit der Stille der Meditation.

Das innere Zentrum bewahren

All-eins-Sein ist eine tiefe Erfüllung voller Freude und Glück. Einsamkeit wird in Alleinsein verwandelt, ein bewusstes Bei-sich-Bleiben entsteht. Einsamkeit bedeutet, aus dem Zentrum herauszufallen. Im Alleinsein ist man tief im inneren Zentrum verwurzelt. Ein Mensch, der sein Alleinsein gemeistert hat, strahlt eine ganz eigene Art von Zufriedenheit, Anmut und Eleganz aus.

Dagegen zeigt Einsamkeit immer etwas erbärmlich Ärmliches, bedeutet Abhängigkeit. Wenn man aus Einsamkeit heraus eine Beziehung sucht, beutet man den anderen aus. Man benutzt den anderen zur eigenen Befriedigung. Kein Mensch will als Mittel zum Zweck dienen. Auch zieht der Magnetismus des Einsamen stets Einsame an. Damit finden sich zwei Verirrte im Dschungel, sie sind glücklich, finden aber auch zu zweit nicht den Weg hinaus. Kein Mensch, der sein Alleinsein genießt, fühlt sich von einem Verirrten angezogen. Zwei Unglückliche, die sich zusammentun, werden nicht glücklich – ihre Einsamkeit addiert sich, sie multiplizieren ihr Unglück.

Wenn sich zwei Meister des Alleinseins treffen, multipliziert sich ihr Glück, das Treffen gleicht einem einzigen Freudenfest.

Wahre Freundschaften

Ein im Alleinsein gereiftes Wesen manifestiert nebenbei auch noch neue Werte für das neue Jahrtausend. Freundschaft, ein heutzutage etwas ins Hintertreffen geratener Wert. Es geht nicht um Ausnützen, sondern darum, zu teilen. Kein Machtkampf, keine Dominanz, sondern Unterstützung im höchsten

Sinne. Menschen schließen Freundschaft miteinander, werden zu Weggefährten, finden zueinander auf ihrer Entwicklungsreise. Gemeinsame Interessen lassen sie hohe, weite Ziele verwirklichen. Ihre Schwingungen ziehen andere Menschen an, die darauf achten, eine bewusste Gruppierung zu bilden, in der die Umsetzung neuer, gesunder Werte eine große Rolle spielt. Was immer sie anpacken, wird der Menschheit einen guten Dienst erweisen, ob als Vorbild im Team oder auf der Produktebene.

Viele Menschen haben Angst, sich miteinander zu verbinden. Sie sitzen in ihren »Einmannkajaks« und fangen an zu zittern, sobald sich ein anderes Boot nähert. Es könnte ja passieren, dass ein Boot das andere berührt und dabei das eigene Boot kentert. Deshalb besser überhaupt gleich keinen Kontakt aufkommen lassen.

Angst oder Liebe

Unsere Gesellschaft ist geprägt von Singles und Beziehungsgeschädigten. Die übliche Art, miteinander umzugehen oder was als Liebe bezeichnet wird, ist von der Lüsternheit getrieben oder entspringt anderen Beweggründen wie dem Spiel der Kontrolldramen, Vorteilsbeschaffung und den zwei polaren Seinszuständen, Angst oder Liebe.

Das Letztere bezieht sich nicht nur auf Beziehungen. Alle Entscheidungen, im nahen Umfeld oder mit weltweiten Auswirkungen, werden aus Angst oder Liebe getroffen, egal, ob sie die eigenen Geschäfte, das allgemeine Wirtschaftsleben, die Erziehung, Politik, Religion, ökologische und ökonomische Bereiche, Beziehungen, Krieg und Frieden betreffen.

Jede Wahl entsteht aus einem Gedanken der Angst oder der Liebe. Angst schränkt ein, zieht zusammen, hortet, lässt Mauern entstehen, versperrt, verletzt, verschließt die Augen. Liebe öffnet die Augen, dehnt sich aus, öffnet sich, fängt auf, bleibt, teilt und heilt. Die Menschen verharren in ihren Lebensthemen, die wiederum auf Transformation warten.

Wahre Freundschaft heißt, sich auf den anderen einzulassen, von Herz zu Herz verbunden zu sein, einander in guten wie in schlechten Zeiten behilflich zu sein.

Aber auch hier gilt: Man muss erst mit der eigenen Einsamkeit fertig werden, bevor eine Freundschaft oder Liebesbeziehung Früchte trägt.

Liebe in absoluter Übereinstimmung

Eine Frucht der erhöhten Liebesbeziehung ist die Freiheit. Die höchste Form der Liebe, ohne Ketten und Verträge.

Es geht nicht mehr um Sicherheit, Versorgung oder Kontrolldramen – dieser komplette Bereich ist nach der Transformation nicht mehr wichtig. Menschen, die sich auf dieser Ebene bewegen, findet man sehr selten. Wer das Glück hat, einem solchen Paar zu begegnen, wird feststellen, dass es sich anfühlt, als ob ein Stück Himmel auf die Erde gefallen sei.

Zwei Menschen, die in einer allumfassenden Übereinstimmung existieren. Sie sind weder abhängig noch unabhängig, sondern einfach mit Hingabe verbunden im Sein. Mit größtem gegenseitigem Respekt und Dankbarkeit drückt jede Bewegung ihre Liebe aus. Das ist wahre, spirituelle Liebe.

Ein System muss sich verändern

Unser ganzes gesellschaftliches System baut auf der Ehe und Kleinfamilie auf. Doch dieses System hat seit langem ausgedient. Mindestens 35 Prozent der Kinder sind Scheidungskinder. Weitere 60 Prozent leben in Familien, die als zerrüttet gelten. Und folglich wachsen höchstens 5 Prozent der Kinder in wirklich glücklichen Verhältnissen auf. Der Lebensabschnittsgefährte hat Einzug in unsere Gesellschaft gehalten. Aber das ist noch lange keine Lösung für die anstehenden Probleme.

Lasst uns neue Ideen, Experimente finden und leben, mehr wagen! Der Staat sollte sich für neue Projekte einsetzen. Pionieren auf diesem Gebiet sollte mehr Respekt und Dankbarkeit entgegengebracht werden. Für die Evolution der Gesellschaft tragen wir alle die Verantwortung. Also fangen wir bei uns selbst an, verbinden uns mit Gleichgesinnten und verwirklichen unsere Visionen.

> Lassen Sie sich von der vierten Gymnastik-Übung einstimmen.

Das 5. Chakra-Thema

Kommunikation
Wahrheit
Mut
Grenzsetzung
Loslassen
Entspannung

Das fünfte Chakra liegt auf der Höhe des Kehlkopfes. Die Chakra-Farbe ist Blau. Das Hals-Chakra ist der Platz für Kommunikation und Ausdrucksfähigkeit. Auf verbaler Ebene vermittelt es die Inhalte aller Chakren an die Außenwelt.

Über das Hals-Chakra bringen wir alles, was wir fühlen, zum Ausdruck. Entscheidungen, Ideen, innere Prozesse, Wut, Liebe, Angst und Freude werden über ein harmonisch funktionierendes Kehlkopf-Chakra mitgeteilt. Dabei sind alle sieben Chakren mit beteiligt und drücken sich auch über die Körpersprache aus. Ebenfalls ist das Sinnesorgan des Hörens, das Ohr, dem fünften Chakra zugeordnet. Die leisen Töne der inneren Stimme und die feinen Untertöne in der Kommunikation mit der Umwelt und den Mitmenschen werden hier wahrgenommen. Wir verlassen die Feigheit der Angst und wandeln sie in den Mut des Wahren Seins.

Schluss mit Missverständnissen!

Damit das Leben Spaß macht, lohnt es sich, auf eine effektive Kommunikation mit anderen Menschen zu achten. Wir vermeiden kleinliche Auseinandersetzungen, indem wir Kontrolldramen aufdecken und auf angemessene Art und Weise mit ihnen umgehen.

Immer wieder werden wir mit unterschiedlichen Lebensanschauungen und Meinungen konfrontiert. Von entscheidender Wichtigkeit ist dabei, zu wissen, dass jeder Mensch aus seinem individuellen System von Glaubenssätzen den Mitmenschen entgegentritt. Nehmen Sie dies in einer Diskussion nicht persönlich, versuchen Sie, den anderen Standpunkt zu verstehen, das hilft dabei, die Kommunikation zu verbessern. Versuchen Sie, aufrichtig zuzuhören und das Gegenüber für dessen Klarheit mit Ihrer Energie zu unterstützen. Manche Menschen versuchen, in Auseinandersetzungen jedoch lediglich Energie abzuzocken. Hier darf nicht gezögert werden: Ziehen Sie sofort eine Grenze.

Botschaften erkennen

Doch aufgepasst, es gilt auch unsere eigenen Kontrolldramen zu durchforsten. Sonst verpassen wir eventuell Gelegenheiten, zu denen uns eine bestimmte Wahrheit übermittelt werden soll. Dafür müssen wir offen, empfänglich und wachsam sein. Manchmal kann ein einziger Satz, von irgendjemandem ausgesprochen, zur Schlüsselfunktion werden und unser gesamtes Leben umkrempeln. Zu jeder Zeit können sich solche schicksalhaften Erlebnisse ereignen. Das sechste und siebte Chakra unterstützen uns, im rechten Augenblick auf Eingebungen der inneren Stimme zu hören, unserer Intuition zu folgen.

Mit einer gehörigen Portion Mut und Eigeninitiative werden Sie die Situation nützen und sich dem Gegenüber öffnen, um wichtige Informationen für Ihren Lebensweg zu bekommen. Ihr Chakren-System arbeitet harmonisch, und Sie sind im Hier und Jetzt verankert. Dadurch erkennt man leicht eine synchronistische Begegnung, die universalen oder göttlichen Energien helfen uns dabei. Um für Botschaften wach zu sein, ist es wichtig, egal, in welcher Stimmung wir gerade sind, unser Energieniveau anzuheben. Dies tun wir, indem wir in uns das Gefühl von Leichtigkeit, Liebe und die Verbindung mit der Existenz oder dem Göttlichen erzeugen – so, wie wir es in der Meditation anwenden.

Wir alle kennen auf die eine oder andere Art Fügungen des Schicksals. Wenn wir die Wahl haben, entscheidet sich oft irgendetwas in uns »zufällig« für das Richtige. Dies sind gehobene Momente, und würde man genau jetzt die Energie der Chakren untersuchen, würde man mit Sicherheit einen ganz eigenen Gleichklang feststellen.

Befreit leben

Wenn das fünfte Chakra nicht voll entwickelt ist, wird sich die Person immer irgendwie unwohl fühlen. Im selbst gestrickten Rahmen kommt sie sich vor wie in einem Gefängnis. Das ungelebte Potenzial liegt ihr wie eine schwere Last auf dem Herzen. Solche Menschen leben ihre Kraft nicht aus, sind eher schüchtern. Sie verbringen ihr Leben im Hintergrund. Von ihrer inneren Mitte und Stimme sind sie abgeschnitten. Wenn sie einen Standpunkt einnehmen sollen, haben sie meist einen Kloß im Hals. Grenzsetzung und Neinsagen fällt ihnen schwer. Und so suchen sie sich jemanden, an dessen Meinung und Sein sie sich anlehnen.

Typische Krankheitsbilder sind Stimmverlust, Stottern, Halsentzündung, polternde Stimme oder Kehlkopfkrebs. Von den Kontrolldramen her wird meist ein dominanter Partner gewählt, wobei der Hals-Chakra-Geschädigte nichts zu sagen hat. Der Zugang für die feinstofflichen Dimensionen ist verschüttet. Vergessen wir nicht, diese Lebenswahl wurde getroffen, um an den Lebensthemen zu arbeiten. Dieser Mensch hat sich im Innersten vorgenommen, in seine Kraft und Stärke zu gehen; dies ist eines seiner Transformationsthemen. Schritt für Schritt entwickelt das Individuum dann seine Stärke und wächst aus der alten Haut heraus. Von der Raupe zum Schmetterling.

Dies kann von selbst geschehen oder bei fortgeschrittenem Krankheitsbild mit Hilfe eines Therapeuten. Sehr zu empfehlen ist das Quantensprungseminar »Eine Reise ins Licht der Chakra-Themen«.

Das Ende der Opferhaltung

Wenn das Hals-Chakra gesund und natürlich schwingt, verändert dies im positiven Sinne sämtliche Chakren. Die gesamte Haltung verändert sich. Offen, ohne Furcht werden Erkenntnisse, Gedanken, Entscheidungen und Gefühle ausgedrückt. Im Zusammenspiel mit dem dritten Chakra werden definitiv Grenzen gesetzt. Die Opferhaltung wird hier verlassen, Stärken und Schwächen dürfen nun sichtbar im Außen stehen. Das ganze Wesen strahlt Selbstbewusstsein aus, es spricht die Wahrheit, wenn es nötig ist, und schweigt, sobald jedes Wort zu viel wäre.

Im Bereich des Mobbings werden manipulative Mitarbeiter und despotische Chefs keine Chance mehr haben, diesen Menschen aus der Fassung zu bringen. Weder energetisch noch stimmgewaltig lässt sich der Mensch aus seiner Position verrücken. Wenn der eigene Standpunkt mit der Meinung anderer trotz Prüfung nicht übereinstimmt, gibt es nur zwei Möglichkeiten: entweder den anderen zu überzeugen oder zu gehen. Auf jeden Fall werden Wünsche, Entscheidungen und Absichten sprachlich klar und eindeutig formuliert und in Taten umgesetzt.

Freiheit, Unabhängigkeit und Selbstbestimmung stellen alle alten Handlungsweisen in Frage. Vor die Alternative gestellt, das alte oder neue System zu wählen, d. h. eventuell Trennung von Beruf, Familie, Freundeskreis oder Partnerschaft, wird man sich immer für die gesunde Variante entscheiden.

Je bestimmter wir die Qualitäten des fünften Chakras in unser Leben integrieren, umso mehr zeigen uns die Mitmenschen, dass auf unsere Urteilskraft, Meinung, Aussage viel Wert gelegt wird. Das Zentrum der Kehle ist der Reinheit und Unschuld zugeordnet. Die Reinheit kann erst entstehen, nachdem der Mensch durch die Liebe geläutert ist. Die Liebe reinigt von allen Giften. Das Ego wurde im vierten Chakra bearbeitet – und alle Unreinheiten im fünften Chakra. Alles, was jetzt gesprochen wird, geschieht aus Liebe. Wir sind direkt mit der Wahrheit verbunden und wir haben den Mut, sie mit alle Konsequenzen auszusprechen. Das Gesagte kommt von Herzen, mit allem Mitgefühl.

Es hört sich nicht immer so an, wie die Menschen es sich wünschen, es geht bei dem Zusagenden nicht um Mitleid, sondern um klare Einsicht, vom Herzen her ausgesprochen. Dies hat nichts damit zu tun, jemandem eins auszuwischen, es geht darum, die Erkenntnis so mitzuteilen, dass sie nicht nur intellektuell verstanden, sondern auch erfasst wird. Erst wenn wir die Realität mit unserem kompletten Sein erfassen, kommt es zu Veränderungen. An diesem Punkt spricht die Wahrheit durch uns. Wenn wir »Gottes Stimme« vernommen haben, darf das Kehlkopf-Chakra die Botschaft aussprechen. Das ist der Sinn der Transformation im fünften Chakra. Ein Teil der Berufung auf dieser Ebene ist, das Erkannte und Erhörte nach der Integration als Berater an die weiterzugeben, die für den Quantensprung bereit sind.

Tipp

Es geht beim Verlassen der Opferposition darum, die eigene Berufung und innere Wahrheit zu entdecken und ab sofort klar und deutlich nach außen zu tragen. Wenn so etwas das erste Mal geschieht, reagieren die Mitmenschen oft überrascht und gehen auf Abstand. Doch nach einer gewissen Zeit wandelt sich dies dann eher in Bewunderung. Man verschafft sich Respekt. Also geben Sie nicht nach.

Loslassen und Nichtstun

Parallel dazu geschieht das Loslassen, einer der schönsten Zustände. Das Gras wächst von alleine, es gibt nichts zu tun, einfach nur dasitzen und den Lauf der Sonne genießen. Die

Farbenpracht der Blumen, der Gesang der Vögel, irgendwo plätschert ein Bach, die Poesie eines Sommertages vermittelt die Existenz des Seins einfach nur, indem man auf der Wiese liegt und in den Himmel schaut, kein Tun ist nötig. Im Zustand der inneren Ruhe, ohne Sorgen und Spannungen, im völligen Einklang mit der göttlichen Harmonie, die uns umgibt. Wer diesen Zustand einmal erreicht hat, wird ihn nie wieder völlig vergessen.

Natürlich ist es wichtig und richtig, zu arbeiten und der Berufung nachzugehen, doch nicht nur der Magen braucht Nahrung, auch die spirituelle Seite im Menschen will genährt sein. Was nützt ein Millionenkonto, wenn der tägliche Sonnenuntergang noch nie genossen wurde?

Die Stunden des Schaffens bringen wesentlich mehr an Ideen, Kreativität, herzlichem Teamgeist und Produktivität, wenn das Loslassen und Auftanken regelmäßig stattfinden. Auch die Qualität des Tuns verändert sich, die Handlungen haben nicht mehr das Gehetzte. Aus einer entspannten, innerlich ruhigen Haltung werden nun die Entscheidungen getroffen und umgesetzt.

Aus der Geschichte wissen wir, dass die meisten Wissenschaftler und Genies bei ihren Entwicklungen an einen Punkt kamen, an dem nichts mehr weiterging. Erst nach völligem Loslassen und manchmal, nachdem eine Nacht drüber schlafen wurde, kam dann plötzlich der zündende Gedanke. Auch Menschen, die zu viel wollen, kennen dieses Phänomen.

Ein altes Sprichwort sagt:
»Tue alles, was du kannst, und dann lass los.«

Wenn wir der arbeitswütigen Konditionierung den Rücken kehren, treffen wir als Nächstes auf die Gefahr des Freizeitstresses. Sobald das Wochenende naht, springen alle in ihre Autos, die Skier frisch gewachst und ab in die Berge. Der erste Stau entsteht auf der Autobahn, danach am Kartenhäuschen, dann am Lift, und bei der Abfahrt steht der ganze Hang voller Leute. Ähnliches passiert im Sommer: Beim ersten Sonnenstrahl wird losgehetzt, um ja noch einen Handtuchplatz am Strand zu bekommen.

Bevor irgendetwas in der Freizeit beginnt, bitte entspannt durchatmen, den ganzen Körper strecken und erstmal alle viere gerade sein lassen. Anstatt eine Tageskarte am Lift zu ergattern, kaufen Sie sich später ganz gelassen eine für den halben Tag.

Übung macht den Meister

Um das Geheimnis des Loslassens zu erfassen, muss man es auch üben. Versuchen Sie, am Feierabend, Wochenende und in der Urlaubszeit damit zu experimentieren. Das bedeutet nicht, faul zu sein, sondern die gesunde Mitte im Tun und Nichtstun zu finden.

Dieser Platz, aus dem heraus Sie nun handeln, ist das Zuhause Ihres authentischen Wesens. Von hier aus können wir entspannt und trotzdem energiegeladen, kraftvoll mit großer Totalität und Liebe für Qualität in unserem Leben sorgen.

Trennung und Sterben

Trennung und Tod gehören, wie die Geburt, zum irdischen Kreislauf des Lebens. Von klein auf erleben wir Trennung und lernen das Abschiednehmen. Nach neun Monaten im Bauch der Mutter müssen wir das erste Mal brutal durch den Geburtskanal vom »Paradies« Abschied nehmen.

Danach trennen wir uns irgendwann vom Elternhaus, verlassen den Wohnort, Freunde bleiben zurück, Familienmitglieder sterben, und eines Tages schlägt uns selbst die Stunde. Wir wählen uns einen Partner, erleben das Glück auf Erden, und dann passiert es doch, die Trennung. Auf der Welt gilt eine Wahrheit absolut: »Alles hat ein Ende.«

Um diese Thematik zu integrieren, experimentieren Sie mit der fünften Gymnastik-Übung.

Das 6. Chakra-Thema

Einsicht
Telepathie
Hellsehen
Intuition
Verwirklichung unserer Träume
Das Erkennen der Lebensvision

Das sechste Chakra ist zuständig für Einblick, Rückblick, Weitblick, Einordnen, Zuordnen, Neuordnen, die Sicht der Dinge. Die zugehörige Farbe ist Violett, die Farbe der Intuition, übersinnlichen Wahrnehmung und des ganzheitlichen Erkenntnisprozesses. Von hier aus werden die höheren Geisteskräfte aktiviert.

Der Vorgang der Manifestation, Idee, Wort und Handlung, hat seinen Platz in diesem Chakra. Neue Realitäten werden über die Seele und Geist auf der physischen Ebene erschaffen. Wir können den Vorgang immer mehr bewusst lenken, indem die Entwicklung unseres Bewusstseins das Dritte Auge langsam öffnet. Je weiter sich das sechste Chakra öffnet, desto mehr beruht das Handeln auf der Intuition und läuft nicht mehr über den denkenden Verstand.

Der Intuition vertrauen

Wir begegnen Situationen auf einer völlig anderen Ebene. Die Intuition ist direkt mit dem Optimalsten, was von der höheren Warte aus das Beste in einer Situation wäre, verbunden. Wir brauchen nicht mehr den Umweg über den zweifelnden Verstand zu nehmen. Intuition ist eine andere Form des Denkens. Es wird nicht im Gedankenapparat gedacht, es ist eher mit einer Nachricht zu vergleichen, die plötzlich auf einem Monitor erscheint. Sie kommt einem auf einmal in den Sinn. Wie aus heiterem Himmel haben wir spontane Einfälle.

Oft drängt uns der analytische Verstand in die eine und die Intuition in die andere Richtung. Lassen Sie sich von der Intuition leiten – sie hat den direkten Draht zum höheren Selbst. Alle subtileren Ebenen der Wirklichkeit können durch die Innenschau erfasst werden. Der Weg ist frei für die übersinnliche Wahrnehmung. Die Kräfte, die hinter der Oberfläche äußerer Erscheinungen wirksam sind, lassen sich erkennen und für die eigenen Vorhaben nutzen. Soweit diese Vorhaben im Einklang mit der inneren Stimme stehen, wird uns der Erfolg überraschen.

Die innere Stimme ist die lauteste Stimme, mit der die Wahrheit zu uns spricht. Leider halten sich die Menschen meist geistig in ihrem Gedankenapparat auf, so dass sie vor lauter Gedanken von ihrer inneren Stimme völlig abgeschnitten sind.

Wenn Sie zu dieser Gruppe zählen, fangen Sie an, sich für Meditation zu interessieren, und experimentieren Sie mit der inneren Stille!

Hier möchte ich anmerken, dass die Gedanken an sich nicht schlecht sind, wir sollten nur Chef im eigenen Haus sein. Wir benutzen den Gedankenapparat, um den Einkaufszettel zu schreiben. Für Intuitionen und etwaige Gedankenblitze sollten Sie aber offen bleiben.

Phänomene werden verstanden

Die Parapsychologie hat sich wissenschaftlich mit den Themen »Intuition«, »Hellsichtigkeit« und »Telepathie« auseinandergesetzt. Heutzutage ist bewiesen, dass Menschen die Fähigkeit haben, sich Nachrichten zu übermitteln. Es klappt, wenn sie an die gleichen Dinge denken, ganze Sätze und Geschichten können übertragen werden. Mit genügend Schulung gelingt sogar eine rein geistige Unterhaltung; und zwar nicht nur ins Nebenzimmer, sondern rund um den Globus.

Um dies nachzuvollziehen, brauchen wir nur daran zu denken, wie oft wir schon erlebt haben, dass wir an eine bestimmte Person gedacht haben, und später stellte sich heraus, dass gerade in demselben Moment auch der andere an uns dachte. Man kennt dieses Phänomen auch von Unfällen oder Menschen in Not, sie senden ein Signal aus, das den Empfänger dazu bringt, Nachforschungen zu betreiben. In vielen Fällen erreicht die Rettung gerade noch rechtzeitig die Verunglückten. Aus Kriegszeiten wird berichtet, dass verletzte Soldaten im Moment ihres Todes, als ihre Seele den Körper verließ, vor dem geistigen Auge geliebter Menschen auftauchten, um zu trösten und sich zu verabschieden.

Das kollektive Bewusstsein muss sich wandeln

Im religiösen und spirituellen Bereich gibt es Erzählungen, in denen von Erscheinungen gesprochen wird. Erleuchtete Meister und Heilige zeigen sich ihren Schülern und Gläubigen, um ihnen Mut zu machen, zu heilen oder eine wichtige Botschaft weiterzugeben. Nun kann man freilich sagen, warum zeigen

Bewusster Umgang ist wichtig

Als Warnung sei gesagt, wer mit der Gedankenkraft Missbrauch treibt, Machtspiele und Manipulation von Menschen und Dingen betreibt, persönliche Bedürfnisse niederträchtig befriedigt, wird sich selbst isolieren, vom Ganzen abschneiden, den Lebensfluss nicht mehr spüren und letztendlich keine Befriedigung finden.

sich die nicht öfter und retten die Welt? Tja, die Welt ist so, weil wir sie so für unsere Transformation gebrauchen; erst wenn ein großer Teil des Kollektivs Mensch sich für neue Werte entscheidet, kann dies das Schicksal der Menschheit wirklich weitreichend verändern.

Die Masse der Menschen ist zäh und unbeweglich, Heilige und Erleuchtete zu verstehen fällt ihr schwer. Meister wie Sokrates, Jesus und Mansor wurden vom Kollektiv gekreuzigt, vergiftet und gesteinigt. Was man nicht versteht, macht Angst, und Angst verleitet zu irrealen Handlungen.

Die Menschheit durchläuft einen Transformationsprozess, von der Angst zur Liebe. Erst in einer liebevollen inneren Haltung finden wir verstärkt zur Intuition. Immer mehr Menschen öffnen sich der Intuition und bewirken dadurch auch eine Veränderung im kollektiven Bewusstsein.

Das kollektive Bewusstsein erschafft weitreichende Veränderung auf dem Planeten. So, wie es auf unserer Erde aussieht –

mit Luftverschmutzung, Ozonloch, vergifteter Nahrungskette, verschmutzten Seen, Flüssen und Meeren etc. –, müssen wir uns nicht wundern, wenn sich der Planet wehrt. Für dieses ganze Schlamassel sind wir verantwortlich.

Wenn man aus Profitgier die Wälder der Berge abholzt, um größere Skiarenen zu bauen, muss man sich über Lawinenunglücke und Erdrutsche nicht wundern. Solange wir zulassen, dass im Namen des Stärkeren geplündert, zerstört und gemordet wird, haben wir alle uns mit dem Thema »Verantwortung« zu beschäftigen. Die Mächtigen dieser Welt wissen über die Gesetze von Ursache und Wirkung Bescheid. Wissenschaftler auf der ganzen Welt warnen vor den physikalischen Konsequenzen dieses Handelns.

Die Gruppe als Katalysator

So, wie wir in uns die Energie erhöhen können, ist es auch möglich, in Gruppen zu agieren. Wir wissen, dass unsere Gedanken, indem wir sie aussenden, Magnetismus entwickeln, und unsere Umgebung versucht, uns das zu geben, was wir offenbar so dringend benötigen. Je nach Bewusstseinsgrad bekommen wir, was wir wollen. Um nicht aus den unbewussten Gedanken heraus zu manifestieren, ist es wichtig, das Energielevel hochzuhalten.

Wir erhöhen die Energie in einer Gruppe, indem wir uns der inneren Quelle zuwenden und in uns das Gefühl von Liebe und Freude erzeugen. So lange, bis wir überquellen vor Liebe. Jetzt ist der Moment gekommen, uns den anderen zuzuwenden. Wir schauen ringsumher, von Gesicht zu Gesicht, lassen dabei die Liebesenergie zu jedem fließen. Wir projizieren die Liebe auf unsere Gegenüber Richtung Drittes Auge. Dabei erhöht sich deren Energielevel, und alle kommen leicht in Kontakt mit ihrem höheren Bewusstsein. Das Wissen des höheren Selbst ist ein unermesslicher Schatz. Bei einem herzlichen Austausch treffen wir die Seele des Menschen. Nun kann die Konversation beginnen. Egal, aus welchem Anlass die Menschen sich treffen, eine gewisse Synchronizität ist eingetreten. Genau hier und jetzt soll diese Gruppe sich austauschen und wichtige Botschaften weitergeben.

Erste Voraussetzung ist, dass alle Beteiligten sich für den Prozess entscheiden. Bei einem Treffen achten alle darauf, schon bei der Begrüßung damit anzufangen. Dann lässt man sich nieder und bildet einen Kreis. Wenn nun der Erste mit dem Sprechen beginnt, lassen alle anderen ihre Energie und Liebe zu ihm hinströmen. Sein Energiepegel erhöht sich, er kommt in Kontakt mit dem höheren Selbst. Nun kann er klar und deutlich ohne Umschweife der Gruppe mitteilen, was er zu sagen hat. Dabei strahlt er die von den Menschen empfangene Energie plus die in ihm erzeugte Energie wieder auf die Mitmenschen aus. Wichtig ist, dass, während einer spricht, keine weiteren Nebengespräche stattfinden. Hat der Erste geendet, verlagert sich die Energie ganz natürlich auf das nächste Gruppenmitglied. In diesem Level spürt die Gruppe intuitiv, wer als Nächstes an der Reihe ist, sie verlagert ganz bewusst ihre Aufmerksamkeit dorthin. Wenn die Energie optimal läuft, wird diese Gruppierung mit ihrem Thema über die Manifestationsschiene Idee, Wort und Handlung unglaublich großen Erfolg verbuchen.

Synchronizität fördert Effektivität

Es gibt Gruppierungen, Therapieformen, Team- und Managementseminare, Theater und Kreativkurse, die ganz bewusst ein erhöhtes Energielevel in der Gruppe nutzen. In der Arbeit, die diese Personen verbindet, können besonders schnell Fortschritte erzielt werden. Die Energie zwischen den Praktizierenden erhöht sich in ungeahnte Dimensionen.

Die Aufgaben des Gruppenleiters

Innerhalb einer Gruppensituation erfahren wir häufig, dass Menschen, obwohl die energetische Redezeit überschritten ist, weiter am Sprechen festhalten oder dass andere den Energiefluss mit einem Hereinplatzen von Meinungen blockieren. Manche zögern mit ihrem Beitrag, wenn sie an der Reihe sind. Hier ist das Eingreifen des Gruppenleiters oder der gesamten Gruppe nötig: Es gilt, mit Feingefühl denjenigen wieder ins Boot zu holen.

In jedem Fall ist es gut, nach möglichen Kontrolldramen Ausschau zu halten. Gegebenenfalls muss ein Therapeut hinzugezogen werden. Wenn jemand seine Verantwortung für die Aufarbeitung der eigenen Kontrolldramen nicht sehen möchte und die Gruppe stört, muss ein Schnitt gemacht werden, und er hat für einige Zeit die Gruppe zu verlassen. Den Wiedereintritt bestimmt er selbst, je nach Entwicklungsgrad.

An diesem Punkt sind Sie nun auf dem besten Weg, Ihre Lebensthemen zu ergründen und auch Ihre Berufung und Ihre Visionen zu erkennen und umzusetzen. Viele Menschen können mit Visionen nichts anfangen, haben aber Träume und Ziele.

Auf dem Weg zur wahren Berufung sollten wir die Träume, die uns vorschweben, mit allen Mitteln verwirklichen. Damit erfüllen wir unser Sein, und falls wir danach unzufrieden aufwachen, schwingen wir uns zu den nächsten Träumen auf. Manche Menschen haben ein einziges Ziel, auf das sie hinarbeiten; bei anderen sind es eher Lebensabschnitte.

Auf jeden Fall viel Spaß auf Ihrer Lebensreise, unterstützen Sie sich dabei mit der sechsten Station.

Das 7. Chakra-Thema

Meditation
Stille
Gedanken-Freiheit
Verbindung in die andere Dimension
Aufgehoben im göttlichen Sein
Die Wahrheit der Realität

Ein voll entwickeltes und aktiviertes Kronen-Chakra ist der Höhepunkt des Lebens. Die zugeordnete Farbe Kristallklar/Lichtweiß enthält den kompletten Reigen der Chakra-Farben. Alle Farben sind hier vereint. Im Kronen-Chakra vereinigen sich die Energien der sieben Chakren. Hier begann und endet die Reise, von Alpha zu Omega. Das ist die mystische Hochzeit, die »Unio mystica«. Der Fluss findet zurück zur Quelle, der Kreis schließt sich. Wir sind mit der göttlichen Dimension verbunden.

Eins mit der Schöpfung

Hier beginnt die Lebensreise, und hierher kommen wir am Ende zurück. Die Seele inkarniert im Körper, durchläuft ihre Evolutionsreise und vereinigt sich mit der anderen Dimension. Das persönliche Energiefeld kehrt in das universale Energiefeld heim. Polarität findet im siebten Chakra ein Ende und verwandelt sich in Einheit. Nun sind wir direkt an das Ganze angeschlossen. Informationen und Erkenntnisse stehen jetzt ohne Grenzen zur Verfügung.

Haben wir uns im sechsten Chakra noch als getrennt empfunden, fühlen wir uns nun eins. Das göttliche Bewusstsein mit seinen unendlichen Ausdrucksformen wird als Schöpfungsspiel wahrgenommen. Wir sind Teil des Schöpfungsprozesses. Als personifizierte Schöpfungsmaschine können wir jede Minute des Tages einen neuen Ausdruck unseres Selbst manifestieren. Solange wir uns gut fühlen, verspüren wir auch das Einssein mit dem Ganzen, bis zu einem bestimmten Grad. Das Leben läuft in einer Spur.

Erst wenn Hürden oder Barrieren im Weg stehen und wir mit den Lebensthemen konfrontiert werden, haben wir das Gefühl, nicht mehr verbunden zu sein. Irgendwie abgeschnitten und aus der Bahn geworfen. Ab dem Zeitpunkt, an dem wir uns den Themen stellen, finden wir wieder zu der Verbundenheit zurück.

Tatsache ist aber dabei, dass nicht das Ganze sich von uns abschneidet, sondern wir uns selbst von der göttlichen Existenz abschneiden, indem wir uns unserer Thematik verweigern.

Die meisten Menschen wissen nichts von den hier angesprochenen Dingen oder wollen sich damit nicht auseinandersetzen. Sie müssen deswegen, wenn sie nicht von selbst den Entwicklungsschritt machen, vielleicht noch einige Extrarunden auf der Evolutionsspirale drehen. Viele Menschen nähern sich ihren Lebensthemen nur über die negative Seite.

Einsamkeit, Leid und Krankheit können dann auf den richtigen Weg zurückführen. Manche wählen leider lieber den Tod, als etwas zu verändern.

Neue Rollen entdecken

Wir sollten öfter mit unserem Sein spielen. Als Kind versucht man sich in verschiedenen Rollenspielen, bis sich das, was man für das eigene hält, immer mehr einschleift. Dieses spielt man dann womöglich ein Leben lang. Um dem entgegenzuwirken, probieren Sie öfter mal etwas Ungewohntes: Sprechen Sie fremde Menschen an, tragen Sie Bunt statt Grau, gehen Sie tanzen, versuchen Sie einen Monat lang jeden Tag mit einem anderen Gefühl und einer anderen Körperhaltung aus dem Haus zu gehen. Eingeschliffene Verhaltensmuster gaukeln uns eine gewisse Sicherheit vor, den Platz im Leben gefunden zu haben, an dem wir dann ängstlich verharren. Eine derartige Sicherheit gibt es nicht.
Die einzige Sicherheit, die wir finden können, liegt in uns und der Verbindung zum göttlichen Sein, und das einzige Unveränderbare im Leben ist die Gewissheit, dass sich alles permanent verändert, im Fluss ist.

Nutze dein Leben!

Die Menschen haben einen freien Willen und damit eine freie Schöpfungskraft. Sie können tun und lassen, was sie wollen. Das Göttliche steht ihnen immer zur Seite, ohne sich aufzudrängen oder einzumischen, auch bei kriminellen Handlungen. Doch die Verantwortung für unser Handeln tragen ausnahmslos wir selbst. Je nach Fehlhandlung stagniert der Entwicklungsgrad der Seele, dann findet die Wiedergeburt ein ums andere Mal auf der gleichen Ebene statt; so haben wir immer wieder die Gelegenheit, die Herausforderung der Lebensthematik anzunehmen.

Zeit ist relativ, und in den Jahrmillionen der Erdgeschichte spielt es überhaupt keine Rolle, ob eine Seele früher oder später ankommt. Und trotzdem bedauere ich es, wenn die Gelegenheit, die ein Menschenleben bietet, vertan und nicht genutzt wird. Viele Partnerschaften, Familien, Freundschaften und Arbeitsverhältnisse wurden entzweit, weil die Beteiligten nicht bereit waren, hinter die Kulissen zu blicken.

Wahres Glück für sich und andere

Wann immer das Leben Ihnen die Gelegenheit bietet, sollten Sie Ihr inneres Schatzkästchen öffnen und die Schätze darin betrachten. Sie sind aufgefordert, eine Neuordnung durchzuführen. Erst das Erkennen der Kontrolldramen und Transformieren der Lebensthematik lässt Sie in die Glückseligkeit eintauchen, die Sie sich seit langem wünschen. Damit verändern Sie auch Ihr Umfeld, Sie helfen gleichzeitig Ihrem Partner, der Familie, den Kindern, Freunden und Kollegen in ein gesünderes Sein.

Es ist wie bei dem Stein, den Sie ins Wasser werfen: Er verursacht ringförmige Wellen, die sich immer weiter ausbreiten. Nach dem Prinzip »Kleine Ursache, große Wirkung« findet so die Veränderung des Einzelnen und damit der Gesellschaft statt. Denn sogar die kleinste Bewegung erfährt eine Resonanz im größeren Umkreis. Mit jedem noch so winzigen Fortschritt wird das kollektive Bewusstsein angehoben, immer mehr Menschen finden den Mut, ihre höhere Wahrheit zu leben.

Üben Sie die Intuition

Falls Ihre Intuition noch schwach ausgebildet ist, üben Sie immer wieder, sich auf diese Ebene einzulassen. Wenn Sie an einer Weggabelung stehen und nicht wissen, welchen Weg Sie einschlagen sollen, dann erhöhen Sie Ihr Energielevel, indem Sie sich mit Freude und Liebe auffüllen, und achten Sie dann darauf, welcher der zwei Wege etwas Besonderes hat, vielleicht schwach leuchtet oder von welchem Sie sich angezogen fühlen. Es macht Spaß, mit allen möglichen Dingen zu experimentieren. Halten Sie die Ergebnisse eine Weile in Ihrem Tagebuch fest – es wird Sie wundern, was sich alles um Sie herum verändert.

Wenn die Gedanken kreisen, hilft Meditation

Oft steht uns der Gedankenapparat im Weg, er lenkt die Gedanken in alle möglichen Richtungen. Bei völlig gestörter Entscheidungsfähigkeit rotiert dann das Oberstübchen bis zum Migräneanfall. Hierfür gibt es Techniken, die es ermöglichen, statt Schmerztabletten einzunehmen, zur inneren Ruhe zurückzukehren. Eine dieser Techniken ist die Meditation.

Bevor mit Meditation gearbeitet werden kann, ist es wichtig, das »Spielfeld« dafür herzurichten. Während wir in Elternhaus und Schule aufwachsen, lernen wir, uns mit allen Gedanken zu identifizieren; wir meinen, dass jeder Gedanke und die Seele eine untrennbare Einheit bilden. Somit sind wir dann Gefangene des eigenen Gedankenchaos. Dieser permanente Stress wirkt sich ungesund auf Körper, Geist und Seele aus.

Um uns von diesem Irrtum zu befreien, gilt es das System – Gedanke und Seele – etwas genauer zu betrachten. Die eigentliche Realität liegt nämlich woanders: Wenn die Seele im Körper Platz genommen hat, entwickelt sich in den ersten Jahren der Verstand. Geschulte Eltern und Erzieher können die Kinder anleiten, den Gedanken den richtigen Stellenwert zurückzugeben. Die Seele sollte der Chef im Haus sein und der Gedankenapparat ihm zu Diensten. Damit fällt es leicht, wann immer wir uns über etwas Gedanken machen möchten, den Apparat zu benützen und danach wieder zur inneren Stille zurückzukehren. Meditation dient dazu, wieder einen Raum zwischen Gedanken und eigentlichem Sein herzustellen.

Die richtige Technik für sich entdecken

Meditationstechniken wurden im Lauf der Jahrhunderte an vielen Orten der Welt entwickelt. Sie dienten in Klöstern und Mysterienschulen den Novizen, Adepten und Schülern auf ihrem Pfad zur Erleuchtung. Erst langsam gelangte dieses Wissen in die Hände der breiten Masse. In unseren Breitengraden ist viel altes Wissen der Hexen und Zauberer des Mittelalters verloren gegangen. Trotzdem steht heutzutage den Menschen mehr spirituelle Weisheit zur Verfügung als jemals zuvor.

Gehen Sie einfach mal in Ihren Buchladen und lassen Sie sich dann von Ihrer Intuition zu dem Buch leiten, das für Sie in diesem Moment genau das richtige ist. Auch zu diesen Zeilen, die Sie gerade in der Hand halten und lesen, sind Sie von Ihrem höheren Selbst geführt worden.

Meditationsformen

So unterschiedlich die Entwicklung der Menschheit auf den Kontinenten, so unterschiedlich sind auch ihre Meditationsformen. Sie sind meist geprägt von den jeweiligen Religionen. Das Schöne an dieser Vielfalt ist, dass man sich das aussuchen kann, was einem entspricht. Ob Sie sich zu den tibetischen Buddhisten, den Indianern Süd- oder Nordamerikas, zu den Tänzen der Naturvölker in Afrika, dem Zen-Buddhismus in Japan oder zu den heiligen Ritualen in Hawaii hingezogen fühlen oder einem indischen Meister folgen – finden Sie Ihr eigenes spirituelles Heil.

Es geht um die Wahrheit, und die wird über viele Wege kommuniziert. Manch einer liest ein gutes Buch über Meditation und experimentiert damit. Meditation beginnt im Grunde dann, wenn dem Kopf eine Pause gegönnt wird. Mancher entspannt sich in der Badewanne bei Kerzenlicht und leiser Musik, andere wiederum genießen den Vollmond unterm Sternenhimmel oder sitzen an einem Wasserfall im Lotussitz und übergeben ihren Kummer und ihre Sorgen dem Lauf des Wassers. Es gibt strukturierte Meditationen oder spontanes Loslassen – wann immer einem danach ist, einfach loslegen!

Falls Sie dieses Thema noch nicht für sich entdeckt haben, empfehle ich Ihnen, öffnen Sie sich für Informationen dazu, die aus dem Fernsehen, Radio, Büchern, Zeitschriften, durch Freunde oder von Bekannten an Sie herangetragen werden. Entscheiden Sie sich dann dafür, Neues auszuprobieren. Experimentieren Sie mit dem von Ihnen gewählten Neuen einige Wochen, bevor Sie sich anderen Möglichkeiten zuwenden. Folgen Sie bei der Auswahl Ihrer Intuition, sie wird Sie leiten.

Lernen Sie, loszulassen!

Die Erfahrung lehrt, dass Entspannung, Loslassen und der Gedankenfriede im Kopf tatsächlich Dinge sind, die man lernen kann. Das Leben wird auf allen Ebenen einfacher, leichter. Man fühlt sich ganz anders mit dem Göttlichen verbunden. Schwierigkeiten werden, mit Vertrauen auf die eigene innere Kraft und Klarheit, gelöst.

Wann immer es die Situation bedarf, wenden wir uns der Meditation zu, finden Ruhe, verbinden uns mit der intuitiven Mitte und treffen dann eindeutige, klare Entscheidungen.

Das innere Strahlen

Menschen, die in ihren Auseinandersetzungen feststecken, suchen instinktiv Rat bei Leuten, die ein voll entwickeltes Chakren-System und eine in sich ruhende Kompetenz ausstrahlen. Dieses Strahlen leuchtet vom siebten Chakra aus. Es füllt die Aura und wird so sicht- und spürbar. Deswegen wird dieses Chakra auch das Kronen-Chakra genannt. Einer, der sein Selbst gemeistert hat, fängt ganz von allein an zu strahlen. Das erwachte und funktionierende Kronen-Chakra setzt eine harmonisierte und geläuterte Chakra-Reihe voraus. Erst jetzt ist der Mensch in der Lage, auch anderen auf höchster Ebene behilflich zu sein.

Symbole des Wissens

Auf alten Heiligenbildern sieht man oft einen Heiligenschein, rund um den Kopf der Heiligen, abgebildet. Auch im weltlichen Bereich gab und gibt es ein Symbol für die Handhabe und Ausstrahlung von Stärke und Macht, die Krone der Monarchen, Kaiser und Könige. Leider traf nur allzu selten die Krone auf eine gereifte Seele.

Wahrheit allein zählt

Ein Mensch, der in diese Höhen aufgestiegen ist, sieht sich weder von Menschen und Dingen noch vom Göttlichen getrennt. Er ist der Wahrheit verpflichtet. Er kann nicht anders, als jedem, der danach fragt, alles, was er weiß, direkt zu sagen. Hier hat der Berufene die Reife erreicht und dient fortan den Suchenden als Beispiel und Ratgeber. Der Berater macht auf die Lebensthemen aufmerksam und erarbeitet mit dem Gegenüber Lösungen für dessen Weiterentwicklung. Die Wahrheit lässt sich oft nur schwer verkraften, es gehört Mut und Wille zur Gesundung dazu, die Aussagen anzunehmen und zu integrieren. Viele Menschen wollen zwar frisch, jung und gesund aussehen, möchten aber eigentlich eher eine Bestätigung, so weiter zu leben wie bisher, und nur etwas Make-up auf die Fassade auftragen. Da kann man sagen, die Seele braucht eben etwas länger, aber so werden leider oft viele Jahre der Lebenszeit vergeudet.

Reife Seelen verhelfen als »Lichtbringer« der Menschheit zur »Erinnerung«, zu ihrer eigenen Buddhanatur zurückzufinden. Ihnen geht es nicht darum, einen neuen Aspekt der Selbstverwirklichung ihrer Evolutionsreise hinzuzufügen, sondern das Licht der Wahrheit an jegliche Orte der Illusion zu bringen. Sie übernehmen die große Verantwortung der Erweckung der Seelen. Erleuchtete Wesen arbeiten und arbeiteten zu jeder Zeit der Erdgeschichte, über den Globus verteilt, als so genannte Meister, Berater, Therapeuten, Ärzte, Schamanen, Lamas, Gärtner, Musiker und Sänger oder Schuster und Straßenfeger. Nicht immer waren sie von ihrer beruflichen Tätigkeit her als Erleuchtete erkennbar. In manchen Teilen der Welt mussten und müssen diese »Segensbringer« wegen Verfolgungen eher verdeckt arbeiten. Um ihnen zu begegnen, lassen Sie sich am besten von Ihrer Intuition führen.

Es ist das größte Geschenk des Lebens, einem wahren Meister zu begegnen und damit die Reise auf der Evolutionsspirale zu beschleunigen.

Im Verlauf unserer Bewusstwerdung nähern wir uns stetig dem inneren bewussten Sein, dem Tempel der Buddhaschaft.

Genießen Sie die siebte Gymnastik-Übung.

Ein Blick in die Zukunft

Menschen, die in 100 Jahren leben, werden eine völlig andere Welt vorfinden. Das kollektive Bewusstsein wird sich in eine solche Höhe schwingen, dass Krankheit und Leid nicht mehr die Spiegelfunktion heutiger Tage einnimmt. Die Schulmedizin und die alternativen Behandlungsformen werden an einem Strang ziehen. Die heute so häufige Profilierungs- und Profitgier in der Ärzteschaft ist dem Sinn für Qualität, Zusammenarbeit und der Klarheit gewichen, dass niemand anhäufen muss, sondern dass für jeden genug von allem vorhanden ist.

Vitalisierung im Mittelpunkt

Jeder Bürger wird in Zukunft in seiner Wohneinheit über eine eigene Gesundheitszelle verfügen. Einmal die Woche nimmt man dort ganz selbstverständlich ein »Gesundheitsbad«, in dem Sensoren den Zustand von Körper, Geist und Seele testen und ein eigens dafür entwickelter Computer ein »Gesundungsprogramm« fährt.

Wann immer dann die Transformation von Lebensthemen oder das Körper-Geist-Seelen-System nicht optimal läuft, empfiehlt der Computer die angesagten Gegenmaßnahmen.

Entweder spricht er als persönlicher, spiritueller Berater und gibt direkt die nötige Medizin oder er überzeugt mit leicht erotischem Timbre: »Für die Vitalisierung dreimal ums Haus laufen.« Die Gesundheitszelle teilt Ihnen also mit, auf welcher Ebene Störungen festgestellt werden. Liegt nichts Organisches vor, jedoch eine leichte energetische Disharmonie, wird der Computer Ihnen einen Vorschlag unterbreiten – z. B.: als Ausgleich die GYMNATION-Übungen mit Meditation anwenden, drei Tage keinen Alkohol zu sich nehmen, fette Speisen meiden und nur Leichtgewürztes essen. Statt im Hyperspace zu jetten, sollten Sie täglich eine halbe Stunde an die frische Luft gehen.

Krankenhäuser werden drastisch verkleinert und diese Kleinkliniken nur in Notfällen genutzt, da die Menschen einfach gesünder sind!

Neue Lebensgemeinschaften bilden sich

Auch die Lebensgemeinschaft der Menschheit wird um ein Vielfaches bewusster miteinander umgehen. Die Entscheidung für das, was wirklich funktioniert, getroffen als Konsequenz der Erfahrung, hat das Miteinander dann völlig verändert.

Um dies zu verdeutlichen, hole ich gerne etwas aus. Vielleicht klingt das jetzt für manche utopisch, aber warum nicht mal in die Ferne schweifen und Visionen aufzeigen? Tatsache bleibt doch, dass wir uns hauptsächlich durch die Anziehungskraft neuer Ideen und Visionen Ziele setzen, die wir ansteuern und möglichst noch zu Lebzeiten manifestieren wollen. Es ist also von geradezu lebenswichtiger Dringlichkeit, über die Zukunftsvision, wie ein Vektor im Koordinatensystem, das Bewusstsein und den Energiefluss des Kollektivs Mensch zu erhöhen und anzuziehen. Der Einzelne erkennt, wie wichtig es ist, Verantwortung zu übernehmen und sich für ein anderes Miteinander und einen anderen Umgang mit unserem Planeten zu entscheiden.

Wie uns die Vergangenheit zeigt, vermochten gerade die Genies vergangener Tage mit ihren Visionen und Taten vieles Undenkbare in die Realität umzusetzen, wie z. B. die Menschheit in die Lüfte zu bewegen. Das kollektive Bewusstsein wird durch die Transformation vieler Seelen ein solches Stadium erreichen, und das, was heute als unerreichbar gilt, wird verwirklicht. Wenn die Zeit reif ist, können wir uns nicht anders entscheiden als für das Gesündere.

Jetzt kommen die neuen Werte

Der schon Jahrhunderte dauernde Bewusstseinswandel ist ein langsamer Prozess. Generationen von Seelen arbeiteten an ihrem spirituellen Bewusstsein, der Planet Erde dient als Spielplatz der Reinkarnation. Zumeist sanft und leise, aber zuweilen auch plötzlich und schnell ergeben sich Veränderungen. Immer mehr Seelen transportieren das Feuer des Bewusstseins. Ist die kritische Masse erst einmal erreicht, das kollektive Bewusstsein auf einer bestimmten Höhe, werden in vielen Ländern zur selben Zeit Transformationssprünge geschehen.

Dies verhält sich ähnlich wie die Tatsache, dass bei vielen wichtigen Erfindungen, wie sich später herausstellte, ganz unabhängig voneinander an irgendeinem anderen Ort der Erde jemand fast zeitgleich dieselbe Idee hatte.

Auch wenn heute erst wenige Nationen damit anfangen, die neuen Werte umzusetzen, der Funke dieser Neuordnung wird sich wie ein Lauffeuer verbreiten und den Globus umrunden.

Wie beim morphogenetischen Feld herrscht in einer solchen Matrix, einem Energiefeld, eine mächtige Schwingung. Diese Matrix beeinflusst den Bewusstseinsquantensprung der Menschheit. Je mehr Personen sich für Wohlbefinden, Frieden, Freiheit, Liebe, Gleichberechtigung, gesundes Essen und Wasser, würdige Wohnungen und ein Miteinander der Generationen, Rassen, Tiere und Pflanzen entscheiden, desto eher werden wir das Paradies auf Erden erschaffen. Alle Berufenen können sich, um diesen Prozess zu unterstützen, in das Lichtnetzwerk einklinken.

Das Lichtnetzwerk

Das Lichtnetzwerk ist eine Verbindung von Gleichgesinnten. Dazu werden mittags um 12.00 Uhr MEZ überall auf der Welt die Energien für 15 Minuten konzentriert und positiv aufgeladen. Unsere Umwelt, unser Planet und bedürftige Menschen sollen nun von der gemeinsamen Energie profitieren.

Zurück zur Natur

In den kommenden Jahrzehnten und Jahrhunderten findet die Menschheit zurück zur einfachen, spirituellen Schönheit der Natur. Berge, Bäume, Seen und Flüsse werden als heilige

Plätze der Kraft und Meditation begriffen. Dies verlangt, die Schätze der Natur zu schützen und darauf zu achten, die Ressourcen nicht zu zerstören oder zu vergeuden. Durch die freiwillige Verringerung der Geburtenrate, das Aufforsten von Ur- und Regenwäldern und das Entgiften der Gewässer werden alle Menschen an den schönsten und energetischsten Orten der Welt leben können. Das gesunde Miteinander in kleineren Städten und größeren Dörfern wird gefördert. Urbanes Leben kann mit Hilfe eines gewaltigen technischen Fortschritts stressfrei vor sich gehen. Die Arbeitszeiten werden drastisch verringert. Es wird genügend Raum für Ruhe, Spiel, Sport und Spaß geschaffen.

Leben in harmonischen Systemen

Die Menschen erleben ihre Umwelt, Arbeit, Freundschaften, Beziehungen aus einem gesunden, harmonisch funktionierenden Chakren-System. Die Familienstrukturen im althergebrachten Sinne sind nur ein Teil der ganzen Palette von Möglichkeiten, die den Menschen als Lebensformen in Zukunft zur Wahl stehen. Die Gesellschaft unterstützt jeden, wie er leben will. Singlehaushalte existieren neben Wohngemeinschaften, alle Generationen mischen sich, die Kinder werden von der Gemeinschaft getragen und ab einem gewissen Alter wohnen sie in eigenen Jugendhäusern. Der Beruf entspricht der Berufung. Die Lebensthemen erlösen sich mit der psychologisch-spirituellen Beratung der Gesundheitsräume.

Der Mensch kann sich in Ruhe dem spirituellen Weg widmen und findet immer öfter zu seiner inneren Buddhanatur. Die Evolution entwickelt unser Körper-Geist-Seelen-System zu einer feineren und höheren molekularen Schwingung und gleichzeitig zu höherer Spiritualität. Die Weltgeschichte zeigt, dass evolutionäres Ringen nicht immer schmerzlos vor sich ging: Kulturen wurden geboren und gingen irgendwann wieder unter. Innere Dekadenz, Machtgerangel oder Feinde waren die Gründe für den Zerfall. Dabei zerbrach oft wichtiges Kulturerbe. Trotzdem mischten sich danach Altes und Neues und ergaben zusammen meist eine stärkere, weiterentwickelte Form, die dann zu neuer Blüte reifte.

Trotz Leid und Kummer wurden von Generation zu Generation bewusst oder unbewusst Informationen, mehr Wahrheit und die Möglichkeit zum Wachsen in eine höhere Form von Bewusstsein weitergereicht. Dies geschah nicht unbedingt im Familienverbund, sondern unter Gleichgesinnten und forschenden Seelen.

Aufbruch zu neuen Ufern

In Zukunft wird der wissenschaftliche Fortschritt nicht mehr in den Händen der Politiker liegen. Es wird eine internationale Akademie der Wissenschaften geben. Sämtliche Wissenschaftler der Welt werden zusammenarbeiten.

Aus allen Teilen der Erde kommen dann, je nach Möglichkeit, die finanziellen Mittel dafür. Alle genialen Entdeckungen stehen im Dienst des Ganzen und bringen einen ungeheuren Segen für die Menschheit. Die getätigten Forschungsergebnisse werden allen Menschen jederzeit zugänglich gemacht.

Das Schulsystem wird völlig revolutioniert, die Priorität des neuen Systems beruht nicht mehr auf Wissen sondern auf Wahrheit und Weisheit. Nicht aufgesetzter Gehorsam und

Disziplin werden als Werte vermittelt, gefördert wird alles, was die Intelligenz schärft. Altes anzweifeln und in Frage stellen, Wertvolles und Neues integrieren, dies wird eine der vorrangigen Funktionen der Schule sein. Die neuen Lehrpläne werden mit ihren zu vermittelnden Werten sich an der Vision von einer zusammengehörenden Menschheit, auf einem gesunden Planeten, anlehnen. Das, was es in erster Linie zu vermitteln gilt, sind die Grundgedanken, Werte und Prinzipien, die diese Vision fördern und unterstützen.

Mehr Klarheit und Erkenntnis

Der in diesem Buch so wichtige Teil der Chakra-Themen führt uns, mit einem besseren Verstehen der Zusammenhänge, genau in die Richtung dieser Vision. Das Verstehen und Erlösen der Lebensthemen bringt uns direkt dahin, den inneren Paradigmenwechsel zu vollziehen.

In der Schule sollten schon heute die Chakra-Themen, mit all den wichtigen Nebenthemen, als eigenes Unterrichtsfach die komplette Schulzeit über im Programm sein. Mit Hilfe dieser Anleitung, die trotzdem keine Antworten vorkaut, macht der Lehrauftrag einfach mehr Sinn. Wenn die Schule alle Kinder dazu inspiriert, Antworten für sich selbst zu erarbeiten und das Entdeckte dann zu integrieren, hat sie einen wichtigen Beitrag geleistet.

In den Lebensgemeinschaften der Zukunft sind Eltern und Bezugspersonen vermehrt, da sich die tägliche Arbeitszeit wesentlich verringert, in den Erziehungsauftrag der Schulen mit einbezogen. Themen wie »Was ist meine persönliche Lebensthematik und Berufung«, Verständnis von Macht und Ohnmacht, verantwortungsbewusstes Handeln und auch ethische Ökonomie und Ökologie sowie das Aufdecken jeglicher Art von Kontrolldramen werden gemeinsam behandelt.

Von Anfang an lernen die Kinder in ihrem kompletten Umfeld, die ihnen nahe gebrachten Werte zu nutzen. Da das gemeinschaftliche Aufziehen der Kinder in Zukunft wesentlich bewusster geschieht, kann so gut wie kein elterlicher Missbrauch mehr stattfinden. Die Werte der Liebe, Freiheit und Respekt vor dem Raum des anderen werden den Kindern von frühester Jugend an vermittelt.

Kinder sind unsere Zukunft

Der Erziehungsauftrag liegt ganz bewusst bei der alten Generation und ist kein billiger Ersatz. In der Obhut der Älteren werden sie sorgsam auf ihre Zukunft vorbereitet, denn ihnen obliegt die Verantwortung für die nächsten Jahrzehnte.

Außer Mama und Papa lernen die Kinder wie selbstverständlich viele Erwachsene als Bezugspersonen kennen. Wenn aus der Liebe zweier Menschen ein Kind auf die Welt kommt und beide sich miteinander auf das Kind freuen, kann es trotzdem irgendwann passieren, dass die Partner sich für eine andere Lebensform entscheiden. Auch jetzt wird, auf das Beste, für das Kind gesorgt. Die Älteren stehen von Anfang an, bei allen täglichen Freuden und Pflichten, an der Seite der Kinder. Sie begleiten die Kinder auf liebevolle und fürsorgliche Art, damit die Eltern genügend Raum haben, in jungen Jahren weitere wichtige Dinge des Lebens zu lernen und auch Zeit miteinander verbringen zu können.

Die alte Art der Versorgungspflicht hat ausgedient. Vater und Mutter wohnen oft voneinander getrennt. Die Elternteile leben je nach Wunsch mit einem neuen Partner, allein oder in einer Wohngemeinschaft. Das Kind trifft seine eigene Wahl, es verbindet sich mit einem Elternteil oder abwechselnd mit beiden, wohnt bei den älteren Bezugspersonen, die für ihre Erfahrung und Weisheit geachtet werden, oder es freut sich sogar auf eine neue Erfahrung im Kinderhaus.

Trennungstraumata im alten Sinne sind passé. Von klein auf lernen die Menschen, ihre eigene Wahrheit zu leben und auszusprechen und am Gemeinschaftsverbund mit Freude teilzunehmen.

Die Seele wird gestärkt

Es gibt nicht mehr den »schlechten« und den »guten« Menschen. Die alte religiöse Mär von der Erbsünde, dass alle Geborenen erstmal als schlecht zu gelten haben, dient nicht mehr als Motor für den Urinstinkt der Menschheit. Diese früheren Energiebänder des Machtmissbrauchs dienten der Niederhaltung der Gattung und sind längst durchschaut, aufgearbeitet und ersetzt durch Wissen um die wirkliche Natur der Seele.

Durch die Sicherstellung der notwendigen Grundbedürfnisse gilt das Hauptaugenmerk der Menschheit nicht mehr dem Überleben, jedes Individuum kann sich frei entwickeln.

Aus heutiger Sicht würde man die Menschen von morgen eher als der Erleuchtung nahe Wesen ansehen, die ihre Meisterschaft der Seelenreise vollbringen oder vollbracht haben. Dieser Quantensprung wurde nur möglich, weil mehr Menschen sich entschieden haben, über den eigenen Horizont hinauszublicken und Verantwortung zu übernehmen.

Politik und Politiker

In der heutigen Zeit wünscht sich immer noch ein großer Teil der Menschheit, geführt zu werden. So können die Leute in Ruhe schlafen, sich in Sicherheit wiegen und den Politikern nach wie vor die Entscheidungen für die Zukunft des Planeten überlassen. Aber so gelingt die Sache nicht!

Die Politiker sind ein ganz eigenes Völkchen. Es gibt immer noch Pfründe, die für sie interessant sind. An den selbst gemachten, auf uns zukommenden Umwelt- und Klimakatastrophen können wir ermessen, wie »effektiv« eine weltweite politische Zusammenarbeit wirklich funktioniert. Dem nötigen konsequenten Durchgreifen stellt sich heute noch eine Lobby großer Firmen entgegen. Erst wenn das Ozonloch sich um den Erdball legt, die Hautkrebsrate alarmierend steigt, die Naturkatastrophen zunehmen, wenn jeder einzelne Mensch von den Folgen betroffen ist, spürt die Masse es am eigenen Leib und wird vermehrt für Veränderungen sorgen. Bis dahin steht leider allzu oft die eigene Sicherheit im Vordergrund. Angst, nicht genug zu bekommen, Angst vor dem Unbekannten sitzt vielfach im Genick.

Das Gleiche gilt für die einzelnen Nationen. Ihr Verhalten, kombiniert mit Technologiefreudigkeit, kann, ohne Weitblick und Verantwortung in den Untergang der Welt führen. Das Atomwaffenpotenzial auf der Erde hat die Kraft, den Planeten x-mal zu zerstören. Denken wir doch mal daran, was die Kosten dieser »Projekte«, an anderen Stellen eingesetzt, Wunderbares hervorbringen könnten.

Politiker spielen heute leider immer noch wie die Kinder mit dem Feuer; hier sollte eine klare Grenzsetzung von allen verantwortungsbewussten Menschen getätigt werden. Das rechtzeitige kompromisslose Einschreiten ist hier oberstes Gebot. Vom einfachen Bürger bis zur Ministerriege sind alle angesprochen. Die Entschuldigung des Einzelnen, dass man allein doch nichts tun könne, ist grundlegend fehl am Platz. Damit berauben wir uns nur unserer schöpferischen Macht.

Jeder Einzelne kann von sich aus die bewusste Veränderung einleiten!

Das Verständnis von der Einheit der Menschheit und des Planeten ist dann im Bewusstsein fest verankert. Alle sind für alle und alles mitverantwortlich. Die Ressourcen der Welt gehören der ganzen Menschheit. Sie werden von allen Regionen der Welt gleichsam genutzt und vor unkontrolliertem Raubbau geschützt. In Zukunft stehen zusätzlich neue Energien zur Verfügung, die nicht auf Ressourcen zurückgreifen.

Tipp

Fangen Sie an, mit anderen über Ihre Einsichten zu reden. Engagieren Sie sich in Ihrem Umfeld. Nur wer den ersten Schritt wagt, wird sich über die Erfolge wundern!

Nationen verschmelzen

Die heutige Form der Aufteilung der Welt in Nationen löst sich in Zukunft langsam auf. Der Beruf des Politikers im heutigen Sinne hat in der Zukunft ausgedient. Auch die nationalen Armeen werden nicht mehr gebraucht. Wichtige Entscheidungen treffen Fachleute im Zusammenwirken mit den regional ansässigen Menschen.

Eine große Macht, die leider sehr unterschätzt wird, haben wir bereits heute in der Hand: die Macht des Verbrauchers, des Konsumenten. So können wir z. B. Folgendes sofort in die Tat umsetzen und so zu einem veränderten Bewusstsein beitragen:

- Kaufen wir einfach nicht mehr von Firmen, die nachweislich die Dritte Welt ausnutzen.
- Meiden wir Unternehmen, die Nahrungsmittel mit minderer Energie verkaufen und diese eventuell mit Giftstoffen lagerfähig machen.
- Ernähren wir uns vegetarisch, und wenn wir Fleisch essen, dann nur aus biologischer artgerechter Tierhaltung.

Die Menschen werden in 100 Jahren keine Tiere mehr verspeisen. Über die Dummheit, Pflanzen mit Chemikalien vollzustopfen, die dann über die Nahrungskette nicht nur den Tieren, sondern auch den Menschen zugeführt werden, wird noch im nächsten Jahrtausend herzhaft gelacht.

In einer weiterentwickelten Zeit, in der bewusstere Seelen auf der Erde verweilen, kommt es nicht mehr vor, dass das Land, die Tiere und die Menschen des Profits wegen ausgeplündert, vergiftet oder in lagerähnlichen Behausungen gehalten werden.

Aktienkauf heißt Verantwortung

Wir können durch unser bewusstes und entschiedenes Verhalten beim Kauf von Kleidung, Nahrung, Dienstleistungen etc. für Veränderungen sorgen. Die neue Herausforderung lautet, sich zu fragen, was diese Gesellschaften überhaupt machen. Alle Aktionäre sind für die Taten der Aktiengesellschaften mitverantwortlich. Es gibt schon heute etliche Firmen, die an die Börse gehen und Geschäfte im Einklang mit dem Ganzen tätigen. Kaufen Sie dort, das bringt wirklichen, langfristigen Erfolg für alle und birgt keine größeren Risiken! Auch Ökofonds oder Ethnofonds bieten rentable Angebote – und Sie wissen, dass Ihr Geld in Ihrem Sinne verwendet wird.

Damit wären wir beim Thema »Börsenerfolg« – wem er nutzt und wie er entsteht. Zumeist baut der Börsengang auf den Verdrängungswettbewerb auf. Das Recht des Stärkeren setzt sich durch. Dass dabei einige auf der Strecke bleiben, gehört zum Wirtschaftssystem. Dieses Verhalten ist zwar aus der Geschichte erwachsen, aber gehört eigentlich schon heute einem veralteten System an.

Die neuen Werte, an deren Umsetzung die fortschrittlichsten Wirtschafts- und Humanitätsberater seit Jahren arbeiten, wirken sich unglaublich kreativ, gesundheitsfördernd, Freude und Freunde bringend und ebenso gewinnbringend für alle Mitarbeiter aus. Es geht nicht mehr um den Profit für wenige, sondern um den Wohlstand der Gemeinschaft. Gemeinschaft wird als Einssein verstanden. Darin ist die Möglichkeit von Armut und verhungernden Menschen nicht mehr enthalten.

Klassenunterschiede verschwinden

Die neue Gesellschaft baut auf Werten wie Verantwortung, Teamgeist, Wahrhaftigkeit und Bewusstsein auf. Die Menschen sind in Liebe miteinander verbunden. Es gibt keine Klassenunterschiede mehr. Die Verständigung untereinander bedarf wesentlich weniger Worte und geschieht eher in einem energetischen Miteinanderfließen. Vergleichbar mit zwei Liebenden, die im Honeymoon schweben. Sie brauchen nicht viele Worte, da ihnen beiden oft im gleichen Moment dieselbe Entscheidung als Eingebung in den Sinn kommt.

Wichtig ist die Tatsache, dass in Zukunft für alle Erdenbürger genügend Nahrung und materielle Güter vorhanden sind, so dass keiner hungern und darben muss. Den Menschen fällt es leicht, zu teilen. Die Frage von »Mein und Dein« stellt sich nicht mehr in der alten Weise der Abschottung. Die Freude des Teilens überwiegt, ein Zurückhalten aus Angst, etwas zu verlieren, wird überflüssig. Ein altes kosmisches Gesetz besagt, umso mehr du freudig gibst, umso mehr wirst du bekommen.

Handelt aus dem Sein!

Ein weiteres Gesetz vermittelt in aller Einfachheit das Verständnis von der Verbindung zu Gott, der Liebe und dem Glück:

> Handelt aus dem Sein!

Seid der Zustand, den ihr erreichen wollt – seid glücklich, seid Liebe und fühlt das ständige Einssein mit dem Göttlichen. Die GYMNATION-Übungen helfen dabei, auf allen Ebenen gesund zu sein.

Die Chakra-Themen konfrontieren mit der Realität, und wenn wir diese erkennen, integrieren und leben, erinnern wir uns an unseren innigsten Wunsch, die Erleuchtung der Seele. Wir sind auf dem Pfad, »zu Hause« anzukommen, und freuen uns darauf, den Stab der Wahrheit bei all unseren Begegnungen weiterzureichen. Sobald wir sie im Inneren finden, sprechen wir sie aus, wir leben die Wahrheit und strahlen wie ein Lichtstrahl in die Welt.

Wie geht es weiter?

Wenn Sie Hunger auf mehr haben

GYMNATION ist das ideale Gesundheitstraining für zu Hause, mit sich alleine, mit Partner, im Freundeskreis oder in den Fitnesscentern im deutschsprachigen Raum. Wenn Sie Ihre Erfahrung mit GYMNATION vertiefen wollen, gibt es für Sie das GYMNATION-Seminar – siehe Seite 154. Sie finden dort auch Informationen zur Ausbildung als GYMNATION-Trainer. Doch manchmal hat man Spaß an etwas anderem – einem intensiven Workout, einer Extremwanderung, einer Tour rund um die Welt – dann braucht es für diese speziellen Aufgaben eine dementsprechende Vorbereitung. Hierfür ein paar Tipps.

Cardio-/Ausdauergeräte

Cardio ist der Sammelbegriff für eine ganze Reihe von Geräten, die in den meisten Fitnessclubs angeboten werden, um das Herz-Kreislauf-System zu stimulieren und zu stärken. Man verbessert seine Ausdauer und die körperliche Belastbarkeit.

Freie Gewichte
Da man Gewichte auf alle möglichen Arten heben kann, ist es sehr wichtig, den korrekten Umgang damit zu erlernen, um Haltungsschäden zu vermeiden.

Gewichtsmaschinen
Geräte, die eine individuelle Sitzeinstellung und frei wählbare Gewichte ermöglichen. So sind durch den vorgegebenen Bewegungsablauf Fehler fast auszuschließen und gelenkschonendes Training möglich.

Aerobic & Step

Ausdauerorientiertes Training, bei dem die einzelnen Elemente Schritt für Schritt kombiniert werden und sowohl ein kreatives als auch ein tänzerisches Erleben möglich machen. Aerobic und Step werden in verschiedenen Schwierigkeitsgraden angeboten.

Aerobic
Ist ein Herz-Kreislauf-Ausdauertraining, bei dem einzelne Schritte miteinander kombiniert werden. Je nach Schwierigkeitsgrad ändert sich hierbei die Geschwindigkeit und aus den einzelnen Schrittfolgen des Basiskurses werden kreative Choreographien, die auch tänzerische Elemente beinhalten.

Step
Beim Step wird zusätzlich zu den Elementen aus der Aerobic der Step benutzt, der gezielt das Training der Gesäßmuskulatur unterstützt und einen Treppensteigeffekt erzeugt. Beim

Step werden Herz-Kreislauf-System, Kondition und Koordination trainiert.

Spinning

Spinning ist ein super Ausdauertraining für Herz und Kreislauf. Das abwechslungsreiche Fahren auf speziellen Spinning-Rädern in der Gruppe ist enorm leistungssteigernd und für alle Fitnessfans geeignet. Jeder Teilnehmer bestimmt die Intensität seines Trainings selbst.

Spinningfatburner
Hier steht das Fettverbrennungstraining im Vordergrund. Es wird mit konstantem, submaximalem Puls trainiert und damit der Fettverbrennungsofen angekurbelt.

Mountainspinning
Dieser Kurs simuliert das Bergfahren auf dem Spinning-Rad. Hier können auch Einsteiger ein sehr effektives Herz-Kreislauf-Training durchführen.

Body & Mind

Steht für eine Vielzahl von verschiedenen Kursen, die Körper, Geist und Seele in Einklang bringen.

Sie sind inspiriert von fernöstlichen Bewegungs- und Entspannungstechniken und durch westliche sportmedizinische Erkenntnisse ergänzt. Hier steht die Bewusstseinserweiterung der inneren und äußeren Haltung durch die Kombination von

Bewegung und Stabilisierung, Koordination und Gleichgewicht, Konzentration und Entspannung im Vordergrund. Dadurch wird Zufriedenheit, seelisches und mentales Gleichgewicht, Ausstrahlung und innere Schönheit erlangt.

Yoga

Yoga ist ein über 5000 Jahre altes Übungssystem für Geist und Seele aus Indien.

Ziel ist die Entspannung und das Zusammenspiel von Körper, Geist und Seele. In den verschiedenen Yoga-Variationen werden vorgegebene Bewegungsabläufe, kontrollierte Atmung und mentales Training kombiniert.

Hatha-Yoga

Hatha ist die Form des Yoga, bei der durch körperliche Übungen (Asanas), Atemübungen (Pranayama) und Meditation vor allem das Gleichgewicht zwischen Körper und Geist trainiert wird. Hier werden die Grundlagen des Yoga erlernt und das Hauptaugenmerk auf die korrekte Ausführung der Asanas bei gleichzeitiger richtiger Atemtechnik gelegt. Abschließend gibt es eine Entspannungsphase zur Regeneration.

Pilates

Der Schwerpunkt der Pilates-Trainingsmethode liegt auf einer haltungsgerechten Ausrichtung des Körpers sowie einer korrekten Atmung. Die beiden wichtigen Kraftzentren (einerseits die untere und tiefe Bauchmuskulatur, andererseits die mittlere

Rücken- und Schultergürtelmuskulatur) unseres Körpers werden so mit den Pilates-Übungen nachhaltig gestärkt.

Mit der Pilates-Methode soll ein optimal biomechanischer Zustand sowie eine korrekte neuromuskuläre Impulsgebung in allen Bewegungen erlangt werden.

Qi Gong

Qi Gong ist eine chinesische Atem- und Meditationstherapie, mit der die Lebensenergie durch bestimmte Bewegungsübungen angeregt wird.

Sie wirkt sich positiv auf unser Herz-Kreislauf-System aus, führt zu Entspannung und Stressabbau, zur Steigerung von Gesundheit und innerer Harmonie.

Tai Chi

Die Kunst des Schattenboxens ist etwa 2000 Jahre alt und beinhaltet weit mehr als nur gymnastische Übungen. Denn die Übungen sorgen durch die Harmonisierung der widerstreitenden Kräfte des Yin und Yang für innere Ausgeglichenheit und Vitalität. Indem man gegen einen imaginären Gegner kämpft, baut man Spannungen ab.

Wirbelsäulengymnastik

Sie hat das Ziel, präventiv Haltungsschwächen vorzubeugen und den Rücken zu kräftigen. Sie ist ebenfalls gut geeignet, wenn Sie schon leichte Rückenprobleme haben. Die Wirbelsäule ist durch die aufrechte Haltung unseres Körpers, besonders im unteren Lendenwirbelbereich, stark belastet. Sie braucht Unterstützung durch spezielle Bewegung. Sprechen Sie mit dem Instruktor Ihres Gymnastikkurses, welche Übungen für Sie gut sind.

Tone

Speziell ausgesuchte Kräftigungsübungen zur Straffung der Bauch-, Bein- und Pomuskulatur, um die typischen Problemzonen in den Griff zu bekommen.

GYMNATION – das Seminar

Eine Reise ins Licht der Chakra-Themen

Wenn Ihnen GYMNATION richtig gut tut und Sie finden, dass das Zusammenspiel von Chakren, passenden Gymnastikübungen, Meditation und Chakra-Themen spannend und zutreffend ist, dann haben wir für Sie noch etwas ganz Besonderes: GYMNATION – das Seminar – Eine Reise ins Licht der Chakra-Themen.

Dieses Seminar setzt genau an dem Punkt an, wo Sie jetzt nach Gymnastikübungen, Meditation, dem Wissen von den Hintergründen der Lebensreise und dem Sinn des Lebens die eine oder andere Wendung in Ihrem Leben vorbereiten wollen. Sie erlernen Werkzeuge, um täglich aufs Neue zu überprüfen, ob Sie bewusst und voller Elan den Weg einschlagen, für den Sie sich immer wieder entscheiden. Wie von Wunderhand gestaltet, erleben Sie, wie sich Ihr Leben so verwandelt, wie Sie es sich schon immer wünschen.

Egal ob sich Problemzonen auflösen oder Ideen in Taten umgesetzt werden, GYMNATION – das Seminar bringt den nötigen Schwung in Ihr Dasein!

Seminarthemen

Wir erfahren, dass sich unsere Lebensthemen in den Chakra-Themen wiederfinden, denn die sieben Chakren stehen für verschiedene Aufgaben und Themen, die es zu entwickeln und zu verarbeiten gilt.

Grundsätzlich sind alle Chakren und Chakra-Themen miteinander verbunden, sie transportieren Energie zwischen der Körper-, Psychen- und Berufungsetage. Die sieben Chakren versuchen ständig, alle Lebensthemen auszugleichen und zu harmonisieren. In diesem Seminar führen wir mit Hilfe der Bewusstseinswerkzeuge die in den Lebensthemen eingeschlossene und nun wieder frei fließende Lebenskraft den Chakren zu. Nun verläuft der Bewusstseinsprozess wesentlich leichter, die Transformation der jeweiligen Themen wird sehr unterstützt. Nimmt der Mensch die Herausforderung seiner Lebensthematik an, stellt er sich den Chakra-Themen auf optimale Weise. Er beschreitet dank seiner Veränderung aufrecht, entspannt, erfolgreich, liebevoll und mit strahlender Aura seinen weiteren Lebensweg.

Die 7 Chakra-Themen spannen den spirituellen Bogen von der existenziellen Basis über Sexualität, Liebe/Partnerschaft, das Sprechen der Wahrheit, Intuition, Drittes Auge zur Einheit mit der göttlichen Dimension. In diesem Seminar bewegen wir uns mit Spiel, Spaß und Spannung durch die Chakra-Themen. Praktische Übungen, Bewusstseinsarbeit, therapeutische Einsichten, Energie-Meditationen und der Aufenthalt an einem Kraftplatz bringen uns in die Begegnung mit dem, was uns einschränkt. Wir kommen mit unserer innersten Wahrheit in Kontakt und schaffen den lange ersehnten Durchbruch.

In einer Vision-Quest gelingt es, die Ziele herauszukristallisieren, die auf Umsetzung drängen. Jeder Teilnehmer erarbeitet sich während des Seminars eine Mappe, die ihm für die nächsten Monate als Roadmap dient.

Das fünftägige Seminar findet in regelmäßigen Abständen in einem Tagungshotel auf dem Lande statt.

Ausbildung zum GYMNATION-Trainer

GYMNATION – Gymnastik & Meditation wird in Fitnesscentern, Firmen, Sportbereichen oder Volkshochschulen angeboten. Wer im deutschsprachigen Raum ebenfalls Gefallen an GYMNATION findet und sich berufen fühlt, diese neue Symbiose von Bewegung und Stille als Grundausbildung oder Fortbildung seinen Mitmenschen weiterzugeben, ist herzlich eingeladen, die Ausbildung zum Trainer für GYMNATION im Neo Holistic Institut – Zentrum für Gesundheit und Bewusstsein in München zu beginnen.

Die Ausbildung zum GYMNATION-Trainer wird als zweimaliges Wochenendseminar mit Urkunde angeboten.

GYMNATION® ist ein eingetragenes, geschütztes Warenzeichen und darf nur von Trainern mit Zertifikat vom Neo Holistic Institut weitergereicht werden.

Therapiesitzungen

Satyam S. Kathrein und sein Team geben Einzelsitzungen in der Lebensthemententherapie. Die Aufarbeitung der Lebensthemen bieten wir für Einzelpersonen, in der Partnerschaftsberatung, der Familientherapie, als Hilfe für Kinder aller Altersstufen und auch im Bereich des Firmen und Management Coaching an. Themenorientiertes Auflösen von Krankheitssymptomen auf der Körper-, Psychen- und Seelenebene, Hilfe bei Mobbing, in Lebenskrisen sowie bei der Berufungs- und Visionssuche sind feste Bestandteile der Lebensthemententherapie. Im Coaching-Bereich steht Satyam S. Kathrein als Berater für Firmen und andere Einrichtungen zur Verfügung. Termine nach telefonischer Absprache.

Eine Liste der Fachtherapeuten in Ihrer Nähe können Sie Im Neo Holistic Institut erfragen!

Wer sich weiter mit den Lebensthemen beschäftigen möchte, dem empfehle ich mein Buch: »Erlösung der Lebensthemen – Der Schlüssel zu Liebe, Gesundheit, Berufung und Glück«, Ullstein Verlag oder das von mir entwickelte Quantensprung-Seminar: ***»Transformation der Lebensthemen«.***

Es wird mehrfach im Jahr vom Neo Holistic Institut angeboten.

Info – Anmeldung – Anschrift

NEO HOLISTIC INSTITUT

Zentrum für Gesundheit und Bewusstsein
Akademie für Lebensthementherapie & tibetische Energie-Medizin

Germaniastr. 10
80802 München
Tel. 089-33 89 33
Fax 089-68 00 25 44

Alle Seminartermine und Sonderveranstaltungen im Internet:
Neo-Holistic-Institut.de

E-mail: *SatyamKathrein@hotmail.com*

Weitere Infos: *www.gymnation.de*

Die Übungs-CD

Komposition
Hans-Jürgen Buchner, *Haindling*

Summen
Ulrike Böglmüller-Buchner
Renate Bauer
Hans-Jürgen Buchner

Instrumente
Gamelan, Gongs, Trompeten, Hörner, Akkordeon, Gitarre, Steel-Drum, Konzertflügel, Percussion, Synthesizer, Hackbrett, tibetische Tempeltrompeten

Literatur

Diese Empfehlungen möchte ich Ihnen gerne mit auf den Weg geben!

Osho: Das Buch der Heilung. Berlin 2004
Osho: Das Buch der Frauen. Berlin 2004
Osho: Das Buch der Männer. Berlin 2004
Osho: Das Buch vom Ego. Berlin 2004
Osho: Liebe, Freiheit, Alleinsein. München 2002
Osho: Intuition.Berlin 2005
Osho: Mut. Berlin 2004
Osho: Kreativität. Berlin 2004
Walsch, Neale Donald: Gespräche mit Gott, 3 Bände. München 2000
Walsch, Neale Donald: Neue Offenbarungen. München 2003
Walsch, Neale Donald: Gott heute. München 2004
Redfield, James: Die Prophezeiungen von Celestine. München 1998
Redfield, James: Die Zehnte Prophezeiung von Celestine. München 1999
Tepperwein, Kurt: Die geistigen Gesetze. München 2002
Dahlke, Ruediger: Krankheit als Sprache der Seele. München 1999
Castaneda, Carlos: Die Reise nach Ixtlan. Frankfurt/Main 1997
Herrigel, Eugen: Zen und die Kunst des Bogenschießens. Bern 1993

Über den Autor

Satyam S. Kathrein ist Therapeut, Reiki-Meister, Seminarleiter und Gründer des Neo Holistic Instituts in München. Er ist bekannt aus Fernsehsendungen und Zeitungsartikeln zum Thema Gesundheit und hält Vorträge und Seminare in ganz Deutschland. Aus seiner jahrzehntelangen Erfahrung in den Bereichen Therapie, Energiearbeit und Meditation hat er das GYMNATION-Programm entwickelt.

Von Satyam S. Kathrein sind in unserem Hause erschienen:

Erlösung der Lebensthemen – Der Schlüssel zu Liebe, Gesundheit, Berufung und Glück.
Berlin 2004, Ullstein Verlag

Leben wie ein Buddha – Vom alltäglichen Umgang mit dem Erleuchtungsweg.
Berlin 2005, Allegria Verlag

Reiki-Therapie.
Berlin 2006, Ullstein Verlag

GYMNATION Gymnastik & Meditation.
Berlin 2006, Allegria Verlag